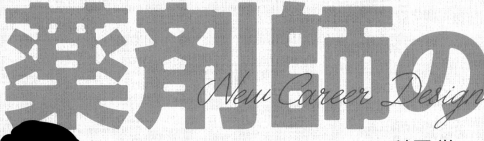

薬剤師の

New Career Design

流石 学

長谷川 周重

新しい
キャリアデザイン
戦略

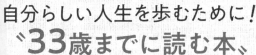

自分らしい人生を歩むために！
〝33歳までに読む本〟

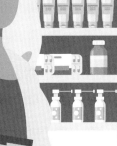

ロギカ書房

はじめに

　30歳というのは、人生の大きな節目である。

　石の上にも3年ということわざがあるが、日本では就職して3年を1つの区切りとして考えることが多い。3年というマジックナンバーのような期間を意識しているせいか、就職して3年を1つの区切りとして考えている方も多いだろう。採用する側も、在籍期間が3年未満の場合はキャリアとして評価しないことやさらには我慢できない人材とみなす傾向がある。

　社会人になり、最初の就職先で3〜4年が経過すると、本当にこのまま勤め続けるのが良いのか、もっと自分らしく働ける仕事があるのではないか、キャリアに悩む人は多い。薬剤師の場合、浪人や留年をすることなく、高校卒業からストレートに薬剤師になっていれば、年齢は27〜28歳になる。交際相手との結婚や出産といったライフイベントを迎え、将来設計を真剣に考えている人もいる頃だろう。

　仮に転職という選択をするにしても、20代と30代では立場がまったく変わる。20代はポテンシャルを見込んで採用するが、30代になると即戦力になるかどうか、年相応の能力があるか否かで判断される。30歳という1つの節目を迎えるにあたり、戦略的なキャリアデザインを描くことは重要といえる。

　そもそも何のためにキャリアを考えるのか。

　キャリアと言われると、より高い能力を身につけて、経歴を高めること、すなわちキャリアアップを想起するかもしれないが、キャリアを考える目的はキャリアアップに限られない。キャリアを考える目的は「自分らしい人生を送る」ためである。

　そして忘れてはならないのは、キャリアは決して運まかせのものではないということだ。もちろん親ガチャならぬ、上司ガチャもあるだろう。20代では

上司ガチャによる運の要素に左右されてしまうかもしれないが、少なくとも30代以降の社会人にとって、キャリアの運は人から与えられるものではなく、自分から掴んでいくものである。

　薬剤師の人材育成は、これまで職人育成に近いものがあった。

　1年目はOJT等による新人教育プログラムがあっても、一通りの業務ができるようになったら、あとは本人任せ。大学病院をはじめとする大規模病院や全国規模の病院グループ、大手薬局チェーンは教育体制が整っているかもしれないが、2年目以降の明確なキャリアパス、キャリアラダーが存在しない中小規模の医療機関、薬局は現実として多い。

　管理職においても、十分なマネジメント教育を受けることもなく、年功序列的に管理職になっているため、管理職として何をすればよいか、どのように立ち振る舞えばよいかさえ手探りになってしまう。その結果、専門職としてのスキルだけでなく、マネジメント手法まで先輩薬剤師からの口伝による技術承継になっているケースは、笑い話のようだが本当によく目にする。

　「対物業務から対人業務へ」というテーマが掲げられて数年が経つが、そのテーマを御旗に、薬剤師を取り巻く環境は激変している。薬剤師格差は既に始まっており、環境変化に適応できない薬剤師には厳しい未来が待っている。現に薬剤師免許さえ持っていれば、簡単に転職できる時代は、少なくとも大都市圏では終わりを迎えつつある。

　これまで薬剤師が熱心に取り組んできた調剤業務も、いまは薬剤師法で独占業務として定められているが、20年後、30年後もそのルールが緩和されていないとは言い切れない。最近の画像認識技術は年々その精度が上がっている。薬剤の銘柄と数量を間違っていないかチェックするだけの監査であれば、人間が見るよりも、機械に任せた方が正確な時代が到来していると言っても過言ではない。おそらく水剤や粉剤についても、近い未来に薬剤名（成分名）から1包当たりの量まで、自動的に見極めることが可能になる。

　添付文書に記載されている禁忌、相互作用のチェックだけであれば、機械の

方が正確に判別できるだろう。いまは精度に不安があるかもしれないが、いずれは機械に任せた方が、精度が高くなる可能性の方が高い。「薬局並びに店舗販売業および配置販売業の業務を行う体制を定める省令」によって規定されている薬剤師１名当たり１日平均40枚という配置基準も、調剤のオートメーション化やオンライン服薬指導が進めば変更になる可能性がある。

　そんな未来を想定した場合、対物業務の代表格である計数調剤は、いくら真面目にやっていても、薬剤師として評価されることは皆無といっていい。

　弁護士、公認会計士、税理士といった、かつて高い収入と高い社会的ステータスを誇った士業も、近年は多忙で高年収の勝ち組と一般サラリーマンの平均年収さえ下回ってしまう負け組に分かれている。もちろん収入の多寡だけで勝ち負けを決めるのは乱暴だが、顧客から評価される人材か、それとも評価されない人材（それなりの報酬仕事をもらえない人材）かを見分けるには、わかりやすい指標にはなる。

　薬剤師においても同様のことが起きるかもしれない。

　わかっていることは、AI等の技術革新がさらに進んだとしても、薬剤師の存在は少なくとも当面は必要ということだ。ただし、機械への置換えが不可能な薬剤師だけが勝ち組として生き残り、対物業務しかできない薬剤師、機械に置換え可能なスキルしかない薬剤師は存在価値を失っていく。後者の薬剤師がどうなるかといえば、薬剤師として働きたければ、機械化によって生じるコストよりも安い給料で働くしかなくなる。それが不満であれば薬剤師ではない別の仕事に就くことを選択するしかない。

　しかしながら、薬剤師への評価は暗い話ばかりではない。病院薬剤師への評価は非常に高い。2022年度診療報酬改定の基本方針では、改定の基本的視点と具体的方向性のなかで「病棟薬剤師業務の評価」というストレートな表現で示された。2020年改定においても「院内薬剤師業務の評価」と明記され、点数評価が引き上げられている。近年の病院薬剤師の貢献に対する評価の高さを物語っており、病院薬剤師がキャリアを考える上では、この流れにいかに乗る

かは大切なポイントになる。

　一方で、薬局薬剤師に対しては、「薬局の地域におけるかかりつけ機能に応じた適切な評価」「薬局・薬剤師業務の対物中心から対人中心への転換の推進」と示された。かかりつけ機能を発揮している薬局、対人業務に取り組む薬局は調剤報酬で評価するが、対物業務中心の薬局は評価を下げられることとなった。病院薬剤師とは逆で、薬局薬剤師は従来の流れに乗ったキャリア形成をしてしまうと、未来が年々暗いものになってしまう可能性が高い。

　大切なことは、外部環境が変わったことを認識すること。そして専門職として生き残っていくため、自分らしく生きていくためには、戦略的なキャリアデザインを考える必要があるということだ。

　筆者の2人は、医療経営コンサルタント、キャリアパートナーというまったく別の立場ながら、仕事を通じて薬剤師と向かい合う機会が多い。そのなかで専門職としてのキャリア形成が不十分な薬剤師に頻繁に出会う。

　薬剤師本人がスキルアップの方法を知らず、特に人員の少ない中小規模の医療機関や保険薬局では、目の前の業務をこなすことが最優先になり、十分な研修機会にさえ恵まれていない。

　こうした現状を目の当たりにして、2人で議論するなかで、若い薬剤師にキャリアの考え方を伝える必要があるという結論にいたった。

　薬剤師を取り巻く著しい環境変化のなかで、危機意識をもつ声を聞く機会は確実に増えた。薬剤師はこれからどうなっていくのか、自分はこれからどうなってしまうのか、そんな将来不安の表れである。

　薬剤師になることを目指した学生時代
　一人前の薬剤師になることを目指した就職後の3年間
　次の目標が見えなくなってしまった30歳前後の今
　今と変わらない日々が流れたまま40歳になっている10年後の未来

　この本を手に取った方は、まさにこの渦中いる薬剤師ではないだろうか。な

んとなくわかってはいるものの、かといって明確に示されるものではない、そんな漠然とした不安に覆われてはいないだろうか。

ただし、この本が転職を促すための本ではないことは明確にしておく。

転職はあくまでキャリア戦略上の手段の1つでしかなく、基本は職場を変えることなく、仕事の考え方、取り組み方を変えることでキャリアアップを図ることだ。現在の職場ではキャリアビジョンを実現できないと判断したときに、はじめて転職という選択肢が出てくるのだ。そのぐらいの感覚でとらえて欲しい。

この本では、薬剤師であり、医療経営コンサルタントとして多くの医療機関、薬剤部門で業務支援を行ってきた流石学と、キャリアパートナーとして数多くの薬剤師の転職を支援してきた長谷川周重が、薬剤師"あるある"な4つのケースを題材にして、いま薬剤師がおかれている環境、キャリアの考え方、市場からの客観的な評価を書いた。

薬剤師も、免許を持ってさえいれば引く手あまただった時代から、薬剤師が余りはじめ、これまでのように就職、転職ができない時代になってきた。

相変わらず引く手あまたの薬剤師もいるが、転職したくても雇用条件を維持できない薬剤師、さらには転職先が見つからない薬剤師が大量発生している。前者は言うまでもなく付加価値を生み出せる薬剤師であり、後者はその逆である。まさに「薬剤師格差」が始まったのだ。

そして、付加価値を生み出せる薬剤師とは端的に言ってしまえば、医療の質向上に貢献できる薬剤師、地域から、多職種から必要とされる薬剤師である。

1人の薬剤師として、どのようにキャリア戦略を考えればよいのか、市場から高い評価を得られる薬剤師になれるのか、自分らしい生き方、働き方ができるのか。本書が30歳前後の迷える薬剤師たちの道標になれば幸いである。

2022年5月

筆者

目　次

はじめに

第 1 章
病院薬剤師のキャリアデザインとマーケットバリュー

第2章
薬局薬剤師のキャリアデザイン

第 3 章
女性薬剤師のキャリアデザイン

第4章
自分らしく、信頼される薬剤師を目指すために

第1章

病院薬剤師の
キャリアデザインと
マーケットバリュー

Case 1

　勉強熱心である鈴木大介は、そろそろ認定・専門薬剤師にチャレンジしようと街で唯一の、医学・薬学の本が置いてある本屋へ足を運んでいた。

　鈴木は、本屋が好きだ。静けさ、匂い、本を眺めている時間が、日々緊張感のある仕事から離れて妙に落ちつくことができ、集中ができる。インターネットで買える時代にはなったが、昔からこの癖は変わらない。何か調べごとや考えごとが始まると何気なく本屋に足が向いてしまっているのだ。もう何回この棚の景色を見ただろうか、一番上の棚の右から順に背表紙を眺めて、ジグザグに 1 段ずつ満遍なく。目的の本のある場所は目星はついているのだが、どうしても見てしまう。そこで目についた本に手が伸びては、パラパラと本を眺めて戻し、また探している。時間はあっという間に過ぎている。

　すると、何度も来ているのにこの場所で普段は目に止まらず素通りしてしまっていた本に手が伸びている自分がいた。

　「33 歳薬剤師〜キャリアデザインを考える〜」

　（1 週間前）

　学生時代の同期の飲み会があった。卒業してから毎年集まるようになり、5 回目になる。

　鈴木は、30 歳。高校卒業後、父が元 MR で薬剤師であったため自然と薬剤師の道を志していた。都内の私立大学の薬学部に合格し、大学では、まあまあの成績であった。

　その後、地元に戻り、とりあえず薬剤師になったら勉強のために急性期病院で働こうと思い、地元では有名な総合病院に就職することができた。今 6 年目である。一通りの仕事はこなせるようになり、後輩のメンバーの

指導を任されるようになった。病棟は急性期一般入院料１を算定する主に外科の病棟を担当している。毎日が慌ただしく忙しいが、充実した日々を送っている。人間関係も良好で特段不満もなく、昨年高校の同級生と結婚をしたところであった。

「鈴木！久しぶり元気？嫁さんとは仲良くしてる？」
「ああ、元気。仲良いよ。笑　昨年はありがとう。佐藤は最近どう？」
「あ、俺、実は、３か月前にメディカルコミュニケーションデザイン（以下、MCD）という会社に転職したんだ。」
「え！！まじか！知らんかった。いきなり驚くネタをぶち込んできたな！MCD？ごめん聞いたことはないけど何の会社？何するの？」
　鈴木は面食らった。１年前はそんな話は一切なく、仕事の話で大いに盛り上がっていたのだが、たった１年もたたないうちにそんなことがあったなんて。
「ごめんごめん。実はまだ誰にも言っていない。今日言えばいいかなって思ってさ。忙しかったしうまくいくかもわからなかったし」
「医療広告代理店のメディカルライターだよ」
　佐藤は、学生時代から気心が知れるとても信頼ができる友人だ。昨年、結婚式にも来てもらいスピーチもお願いした仲だ。性格は穏やかで一緒にいると心地の良い人だ。
　本人には伝えていないが、少し憧れがある。
　自分より上昇志向がありちょっと先をいっているところがある。英語も堪能で成績はいつも優秀。それでいて、棘はなく誰とでもコミュニケーションがとれていてバランスが良い。さらには自慢することもしない。嫌いな人はいないのではないかと思える人だ。しかし、自分のことをあまり話さないため、周りからは取っ付き難いと思われているところもある。とはいえ、どうやら自分とは空気が合うようで、昔から相談事はお互いにできる信頼のおける親友だ。行動力や思考力が羨ましかった。

　佐藤は、大学卒業後、都内の大学の有名な急性期病院へ就職し働いていたはずだった。

「医療広告代理店？メディカルライター？なにそれ？聞いたことがない会社だし、職種だな。それって薬剤師資格がなきゃだめな仕事なの？」

「なくてもできるけど、ほとんどが薬剤師なんだよ。実は俺も転職活動を始めてから知ったんだよ」

「で、どんなことする仕事なの？」

「そうだなー。例えば、病院で薬に関する患者向けパンフレットや、チラシ、医療従事者向けの資料をMRからいただくことがあるじゃない、あれを作ったりしている。あと、WEBサイトで記事を書いたり、動画制作のため、ドクターに行うインタビューのシナリオなんかも作っているよ」

「へぇーあれかー。あれって製薬メーカーが作っているんじゃないの？」

「そうなんだけど、あれはさ、製薬メーカーがうちのような広告代理店に発注して作っているんだよ」

「へぇーそうなんだ、まったく知らなかったよ」

「だろう。俺もなんにも知らなかった！」

「で、なんでまたそんなところに転職したわけ？」

「そうだよな。結論から言うと、自分の過去の経験やこれからを見つめ直した結果、これまで論文を書いたり、研究、発表が好きだったし、英語力をもっと活かしたかった。なかなか病院では英語を活かしきれる環境がなかったからね。それと、世の中が変わりだしているしさ、これからの働き方を自分なりに変えていきたいと思ったんだよ。もっと薬剤師としての資格というか知識や立場を活かして、ビジネスの世界に飛び込んでいきたいという思いが強くなったという感じかな……」

「なるほど……」

「最初は漠然とした将来の不安からでさ、もちろん病院薬剤師は面白かったし勉強になったし不満はなかったのだけど、将来どうなるのかなーと思ったのよ。そもそも、薬剤師と言えば薬局、ドラッグストア、病院の3

つだと思うところもあるけど、その他の業種や職種がどんなものがあるか目を向けたこともなかったし、今後どうなるのかも考えてこなかったから、今に不満はなかったけど、考えることが必要かなと思ったのがきっかけかな」

　たしかに、自分も日々の業務で精一杯で将来のことを考えることは先送りしていたところがあった。てっきりこのまま病院勤めを続ける気でもあった。気付いたら30歳。昨年結婚もして今とても充実している。特に不満はないが、ただ、相変わらず佐藤にはなんか先を越された感じがし、悔しい思いを感じた。

「それでさ、インターネットで求人を眺めたりし始めたんだけど、どれもよくわからなくてさ、とりあえずスカウトが来る求人サイトに登録をして情報収集をしようと思ったのさ」

　鈴木は、相槌を打った。自分が全く知らない世界だったのでここぞとばかり佐藤から聞き出してやろうと聞き役に徹して情報を得ることにした。

「そしたらさ、これはどうですか？こちらはどうですか？と毎日のようにたくさん求人紹介のメールがくるわけ。笑　正直、いっぱい来すぎていちいち対応もできなかったんだけど、その中でも興味があるところに話を聞いてみようと返信をしたんだよ。知り合いの転職した先輩に聞いたんだけどさ、まだ若いから結構求人がくるし、一度エージェントにつかまると一気に案内が来て進んでいくから気を付けろと。その人は、それでお任せしたら限られた休みを面接で一気に埋められてしまって大変だっと聞いたよ。だから慎重にやれと」

　妙にお酒が進む。いつも限られた仕事仲間のメンバーでそれはそれで楽しいのだが、顔ぶれは同じで仕事の話、時には人の悪口や噂を聞くこともあったので嫌なこともあった。しかし今日は違う、同期の飲み会は気兼ね

なく話せてとても楽しい。しかも、いつもと違う情報がとても新鮮だ。お酒が気持ち良いくらい体を巡り、佐藤の話をどんどん聞きたいと体がスポンジのように変化しているのを感じていた。

　やっぱり佐藤は、自分よりも先に動いている人だ。こうした親友がいることが嬉しい。

　改めて実感しながらも、ハイボールを口に含んでさらに話を聞くことにした。

「それで、どうだったの？」

「それでさ、１通だけ変わったメールが来たので返事をしたの。まずは、ご相談から。あなたのキャリアパートナーをします。お話をしませんか？と。

　普通はさ、求人先を案内するメールがほとんどなんだけど、転職活動の相談を色々乗ってくれるということでさ、オンライン面談だったし返信したのさ」

「へえー、なるほどねぇ。たしかに、求人案内がたくさん来るっていうのは聞いてた。だから、転職には困らないということを漠然と思っていたよ。転職相談か。無料なの？」

「無料だったよ」

「そうなんだ」

「今までさ、自分１人で考えてもよくわからないし、転職の本はあるけど、薬剤師に関する転職の本とかあまりないでしょ。国家資格をとって安泰だと言われることも多いけど、正直、俺はそうは思っていない。病院のこと、調剤薬局のこと、ドラッグストアのこと、市場のこと、将来のこと、正直わからないことが多いんだよね」

「たしかに」

　鈴木は、はっとした。就職活動も困ることもなくスムーズだった。実習

の時に薬局や、インターンでドラッグストアも少し知った程度だ。結果的にはやっぱり薬剤師になったからには、病院薬剤師で専門的な知識を得て、医療人としての薬剤師の道を選択することに決めた。だけど、世の中のことはあまり知らない。それがまた不安が大きくなりつつあった、自分の決めた判断は正しかったのだろうか……。

「それでさ、1時間くらいのオンラインで村田さんという人と話をした。オンライン面談初めてだったけど、これ便利だよね。世の中が変わってきていると実感したよ。医療業界のIT化は遅れているとわかってはいるけど、時代遅れの感じは正直あるよな。昔に比べたら、電子化は進んできてはいるけどな」

　オンラインか……自分もやったことがないというかやる機会に巡りあっていない。

「それでこの度の転職について色々と話を聞いてもらったんだよ。これまで自分では漠然と自分の向き不向きや、これからのことを考えてはいたんだけど、薬以外は現状を知らなさ過ぎてた。将来について話し合うことも一度もなかったからね」
「いやそうだよ。俺も考えたことはないよ。身内は話しづらいしな」
「だよな」
「おおーい、鈴木、佐藤、何を話し込んでるんだよー飲んでるか！田上が結婚するんだってさー！」
「えっ本当か！おめでとう！飲んでるよー。で誰となんだー？」

　幹事の設楽が話し込んでいる自分たちに声をかけてきた。
　まだまだもう少し佐藤の話を聞きたかったが、どうも飲み会の席では話題があちこち飛び交って話を聞けずじまいになってしまう……

「佐藤今度さ、悪いんだけどまた話の続きをまた聞いてもいい？ LINE するわ」

「いいよ。いつでも」

「ありがとう」

　その後、飲み会は田上の結婚話で大いに盛り上がり、酔いは深まり解散した。

（その晩）

「ただいまー！」

「おかえりなさい　盛り上がった？」

「盛り上がった。さすがに仲の良いメンバーだからな。
結婚式にきてくれた佐藤覚えている？」

「覚えているわよ。スピーチしてくれた背の高い賢いイケメンでしょ！」

　たしかに賢いが、イケメンというのは引っかかった。

「そうだよ。佐藤がさ、3カ月前に転職したんだって MCD のメディカルライターに」

「あらそうなの。たしか、大学病院で働かれているのではなかった？」

「そうだよ」

「その会社は聞いたことがないけど……」

「俺もだよ」

「思い切ったわねぇ」

「そうなんだよ。自分はそこまで転職について考えていなかったからさ、少し話を聞いただけなんだけど、自分も少しは考えないといけないのかなと思った」

「それで、転職したいと思ったの？」

「いや、そうじゃないよ。でも、もし、転職するとなったら心配？」

「ぜんぜん。笑　別に心配なんかしないわよ。好きなようにしたら」

　理解のある奥さんで良かった。妻は地元で有名な会社に就職して事務をしている。

「そうか、ありがとう。お風呂入るね」

　鈴木は、本屋も好きだが、お風呂も好きである。よほどのことがない限りはお風呂に入ってから寝るタイプだ。本屋と同じく一人になる時間というのが落ち着く。

　普段はスマホを持ち込みゲームをしたり音楽を聴くのだが、今日はその気になれず佐藤の話をぼんやりと振り返り、佐藤の会社を検索してみたりした。田上の結婚も嬉しかったが、それよりも佐藤の転職話が気になって仕方がない。安定が一番と思っていたので何も考えていなかった自分に焦りを少し感じた。佐藤は、やっぱり自分より先を行く男だ。新しいことにチャレンジしようとイキイキとした感じが妙に輝いてみえた。

　その反面、自分は日々の業務を毎日淡々と過ごしている。それでこのまま、病院薬剤師としてなんとかなるとも思っていた。流れに身を任せていたこともあり、自分のキャリアを真剣に考えたことが正直なかったので、自分もこれを機会に考えてみようと心に決めて、ぬるくなったお風呂を出た。

　翌日は休日だった。

　早速鈴木は、昨日の件も含めて佐藤に LINE した。

　　鈴木：昨日はお疲れさま。転職した話の続きなんだけど覚えている？

　　佐藤：覚えているよ。

　　鈴木：続きを聞きたいんだけど今夜電話でもできる？

　　佐藤：できるけど、もし興味があるんだったら俺を担当してくれた村田さんっていう人を紹介するよ。

　　鈴木：本当！

佐藤：ぜんぜんいいよ。村田さんから、もし誰か困っている人がいた
　　　ら転職に関係なく無料で相談に乗るのでご紹介くださいと言わ
　　　れたし。

佐藤：その方が、俺が説明するよりも良いでしょ！

鈴木：ありがとう！

佐藤：じゃ、連絡先伝えておくね。メールアドレスでよいかな？

鈴木：OK！

佐藤：了解！

鈴木：ではまた！

（数時間後）

　村田さんからメールが来た。

　初めまして。佐藤さんからご紹介をいただきました村田と申します。

　早速ですが、1時間程度オンライン面談でお話ができればと思います

　が、ご都合の良い日時をお知らせください。

　お返事お待ちしております。

　鈴木は、早速返事をし2日後の夜、オンライン面談をすることになっ
た。

　初のオンライン面談に少々ワクワク感もあった。

（2日後）

「こんばんは。鈴木さん初めまして、キャリアパートナーの村田と申しま
す」

「こんばんは。鈴木です」

「この度は、佐藤さんからのご紹介でこのようなお時間をいただきありが
とうございます」

「いえいえこちらこそ宜しくお願いします」

「では、早速なんですが佐藤さんからお伺いしているところはほとんどございませんので少々お伺いしてもよいでしょうか」

「はい」

「ありがとうございます。鈴木さんは今どちらにお勤めでいらっしゃるのですか」

「さわやか総合病院です」

「病院薬剤師でいらっしゃるのですね。そちらにどのくらいお勤めでいらっしゃるのですか？」

「就職して６年目になります」

「そうなんですね。様々な患者さんがいらっしゃると思いますが、鈴木さんは主に何科の患者さんを見ることが多いのでしょうか」

「急性期一般１の病棟で主には外科で、がん患者全般の術後の患者さんを見ることが多いです」

「ありがとうございます。なるほど。何か学会発表などされたご経験はありますか」

「あります」

「かしこまりました。それから鈴木さんは新薬、先発品のお薬で日ごろよく使われるものはありますか？」

「最近ジェネリックも増えてきましたが、Ａ製薬の先発薬を使用しています、その他Ｂ製薬の薬も使っています」

「かしこまりました。鈴木さんはこれまで病院薬剤師としてご活躍されてきたのですね。」

「そんなことないです。普通ですよ。何となく配属されて今に至ります」

「そうなんですか。マーケットバリューって聞いたことはありますか」

「マーケットバリュー……」

「はい、市場価値というものです。覚えておくと良いですよ。後でご説明しますね。それから、鈴木さんがこれからどのような薬剤師になりたいのか将来をどのようにお考えなのかとても重要なのでお伺いしてもよいです

か」

「そこなんですよ、村田さん。実はそれが明確でないことが私の悩みでして」

「そうなんですね。では、漠然とで構いませんので将来思い描いていた希望やイメージってというのはありますか」

「うーん」

「そうしたら、鈴木さんは何故、病院薬剤師になられたのですか」

「薬剤師として、医療人として、薬で患者の治療に貢献したいと思いました」

「今はどうですか」

「今も変わらず、仕事にやりがいはありますし、転職とか全く考えていませんでした。あと、昨年結婚をしまして今は共働きではあるのですが、今は年収に不安はありませんが、将来どうなるのかという不安は少なからずあります。キャリアアップはしていきたい。成長はしていきたいとは思っているのですが、正直どうしたらよいかわからないです」

「なるほど。ありがとうございます。そうすると、今特に悩んではいないが先々が見えていないため、少々不安を感じる。特に、年収とご自身のキャリアの方向性といったところですね」

「そうなんです」

「そうしたらまず初めに、思考整理をしましょう。鈴木さんに今一番必要だと思えることは軸の設定です。ウェルビーイングという言葉を聞いたことがありますか」

「いえ、すみません。なんとなく聞いたことはありますが、よくわかりません」

「これは元々WHOが健康とはという概念を提唱された言葉で、簡単に言えば心身両面で満たされている状態なっているかということなんです。実は、この健康であるという状態が、幸福と訳されているんですね。この幸福の状態というのがその時の価値観であり、判断の軸になります。

今、鈴木さんが一番大事にしたい、優先させたいことは何かということです。転職をするかしないか立ち止まって考えてみたときに、その時その時で人それぞれ判断が異なります。例えば、結婚や家を建てるので年収をどうしても上げたい。子どもができたので家にいる時間を長くしたい、親の面倒を見る必要があり介護の時間が欲しいなど、ライフステージによってその時の判断基準が変わるのです。ですから、鈴木さんが今何を大切にしたいのかが大事なのです。鈴木さんが今大事にしたい、優先させたいことは何でしょうか」

「なるほど、そうですね。私はやっぱり、今は仕事を頑張りたい。世のため人のためにという気持ちが強いです。そのために専門性のキャリアを伸ばしたいと考えています。ですから、これからがん薬物療法認定薬剤師に向けて取り組んでいこうかと考えておりました」

「なるほど、良いですね！やりがいのキャリアアップですね。それでは、その価値観の軸を一旦置いておいて、次に、薬剤師のキャリアの全体像をお話しますね。薬剤師さんが主に就業されている職種と年齢の関係なのですが、今、中途採用における未経験 OK の募集は、主に 30 歳前後になります。民間企業も同様で、未経験でキャリアチェンジできるおおよその基準になります」

「今なんですね……」

「そうですね。もちろん求人、求職者によってそれぞれ違いはありますが、一般的にはそのようになります。35 歳や 40 歳になってこれまでの仕事に一区切りがついたので新しいチャレンジをしたいと言って、実際ご相談をいただくケースがありますが、残念ながら企業側もより若い子を採用したいと願っており大変狭き門です。キャリアアップとキャリアチェンジというのは違うもので、薬剤師の資格を持っているからと言って、どこでも通用するのではなく、実務経験がなければすべて未経験者扱いです。薬剤師の職歴に多いのは、自分はキャリアアップのためと思って職を転々とされるのですが、正直実務経験で 3 年以上がないと基本経験者とみなしてもらえ

ることはありません。資格職ということもあり、石の上にも 3 年というのは今の時代も根付いている現状があります。また、派遣で経験したという方もいらっしゃいますが、企業から見ると、派遣はスポットで手伝っていただく仕事で、限られた業務範囲しかしていない人という評価をされることが多い。ですから、正社員で実務経験 3 年以上という経験値が 20 代の内に 1 回は少なくても必要です。

　もし、鈴木さんのところで中途採用をする時、例えば、同じ年齢で人柄もどちらも問題ない、調剤薬局 5 年経験者と調剤薬局経験 2 年と病院薬剤師経験 3 年の経験者が来られましたらどちらを採用されますか？」

「病院経験者かと」

「そうですよね。そのようなことが起こります。もちろん頭数が欲しくて、誰でもよいという発想の採用であれば論外です。ですから、キャリアアップというのは、同職種内で積み上げたスキルや経験年数であり、キャリアチェンジは、他職種、他業界への異動、転職です。

　ご自身にとっては新しい世界を知れたと思いキャリアアップに思われますが、3 年以内の転職が多い人は、一般的にジョブホッパーと言われ、評価が厳しくなります。

　ということで、鈴木さんの場合は、職種内のキャリアアップですね。

　今日この話ができてよかったのですが、もし、年齢を重ねて心変わりをしてキャリアチェンジをして違う世界も経験したいと気付いたときに、未経験のキャリアチェンジの道が狭くなっていることを予め知っているのと知らないのでは大きな違いになります。そして、今、これから決める判断は、とても大きな判断になるということを気付いていただければと思います」

「わかりました」

　鈴木は思った。薬剤師資格をとったから安泰だと心なしか安心して思っていた自分がいた。なんとかなるとそこに胡坐をかいて惰性で過ごしてい

たのではないかと危機感を感じた。

「ちなみにお友達の佐藤さんは、後者。キャリアチェンジを今回選択し決断したということになりますね。ここまでは宜しいでしょうか」

「はい。すごくわかりやすいです。ありがとうございます」

「では、続きです。もう1つお伝えしたいのが年収レンジです。将来のご年収を気にされておりましたが、一般的にお勤めになられている薬剤師さんの年収の相場ですが、調剤薬局薬剤師 350～800 万円、一般薬剤師 350～550 万円、管理薬剤師 500～700 万円、エリアマネージャー 650～800 万円といったところでしょうか。

　病院薬剤師は、300～800 万円、主任で 500 万円くらいとなり薬局長で 700～800 万円くらいになるかと思います。

　ドラッグストアは、新卒から高めで、400～800 万円、メディカルライターは 450～800 万円ほど、MR　350～1,000 万円以上、コンサルタントは、500～1,000 万円くらいになりますでしょうか。

　実は、基本的に職種は違えど上限相場は正直そんなに大差はございません。世の中、上手くできているんですよ。年収を高くするためには、役職が1つのポイントになりますね。

　病院のほとんどの賃金体系は、年齢、経験年数による等級制度を取り入れていると思います。そのため、勤続年数が長いほど年収がアップする傾向が強いですよね。そのため、年収 500 万円を望むとなるとおよそ、10～15 年の経験年数が必要とされ、年齢でいえば 35～40 歳くらいということになりますでしょうか。

　今鈴木さんが 30 歳でいらっしゃいますので、まずは、ご自身の病院の等級制度をきちんと把握し、何歳くらいで 500 万円くらいになるのか把握することが大事ですね。少なくてもあと、3～5 年はかかるのではないかと思います。いかがでしょうか。」

「そうですね」

「一方で、調剤薬局ですが、新卒は350万円くらいからスタートしますので、一般薬剤師で400万円くらいから未経験転職ができると思いますので、今よりは給与アップが見込めます。ただ、短期的にみれば劇的な差があるわけではないので、給与が高いからといって安易に転職することはお勧めしませんが、病院と比較すると経験年数による年収アップのスピード感が異なるので、長期的に年収差が生まれてしまいます。こうしたところで、納得しづらいところもあると思いますが、病院薬剤師ならではのやりがいや、ここでしか得られない経験や知識を自己投資への成長だと理解すると少しは年収が低い不満も楽になるのではないでしょうか。

　なぜなら鈴木さんの場合は、病院薬剤師のキャリアややりがいを求めていらっしゃる幸福の軸がある。今、生活困難になっているわけでもない。求めるものが薬局やドラッグストアではなく、病院内にあるのであればそこへ全力投球することが良いかと思いますが、いかがでしょうか」

「そうですね。ありがとうございます。思っていた以上に給与差を感じませんね。少ないことは元々わかっていましたので。おっしゃるとおり、薬局、ドラッグストアで働く気持ちにはまだ慣れていません。病院でも勤めていれば給与も上がるし、やりがいも得られる。もっと頑張りたいと思っています」

「そうですね。今回の件で良い気付きとなればと思います。あっお時間が迫って参りました。最後にマーケットバリューについてお話をして今日は終わりにしましょう。マーケットバリューは先にもお伝えしましたが、市場価値です。価値とは何かですが、自分が決めるのではなく、他人が決めるものです。では、他人は何をみて価値を判断されると思いますか」

「経験……知識……ですか」

「そうですね。鈴木さんの場合、現在の価値というのは、以下になります。

　　30歳　病院薬剤師5年　急性期病院　調剤スキル　薬の知識　病棟
　　服薬指導　学会活動、委員会活動

　既に一通りの業務に携わり、十分な経験を蓄えています。ご年齢もまだ

若いということもあるので、キャリアチェンジをすることも可能。もちろん、現職に留まり専門分野や育成、マネジメントの経験を積むこともできる。もしくは、別の病院に転職することも1つと考えれます。つまり、今はキャリアチェンジの世界も含めて次のキャリア選択をどうするか重要な局面にいるということですね」

「今ならどこも転職できるということでしょうか」

「どこでもということは大げさですが、キャリアチェンジができるチャンスがあり、変更できる可能性が高く、選択肢が多いということです。お友達の佐藤さんは、英語がご堪能であり、論文を書いていたご経歴がありました。企業面接で合格したわけですから、他人による評価を得られたという結果です。それと、個人スキルも重要ですが、業界・企業の選択もマーケットバリューを上げるうえで重要です」

「業界・企業の選択?」

「さきほどの職種別の年収でもありましたが、働く場所を変えるだけでその人の評価が変わり、年収がさらに上がる可能性があります。つまり、どこで、何の会社で、どんな仕事をするかを選択した上で、自分の個人スキルを磨くとマーケットバリューの最大化が得られて年収や役職がついてきます。病院であっても同じで、患者が集まり収益力がある病院があれば、経営に苦しんでいる病院もあるためどこで働くかで評価が変わりますのでしっかりと見極めたいですね」

「なるほどー!そうなんですね。よくわかりました」

「あっと、今日はそろそろお時間ですね。遅くまでありがとうございます。今日はこの辺でと思いますが、大丈夫でしょうか」

「大丈夫です!ありがとうございます」

　鈴木は、もやもやしていた頭の中の霧が晴れスッキリした気持ちになった。何かカチッとスイッチが入った感じだ。明日からの仕事にまた頑張ろうという前向きな気持ちになれた気がした。

「33 歳薬剤師〜キャリアデザインを考える〜」

　あ！なんかこれ、まさに最近思っていたことじゃなないか！
　そして、無意識に右手が伸びてその本を手に取ってパラパラとめくり始めた。

　　著者　村田良一

村田さん？！
　鈴木は、すぐさまその本を購入することにした。

1-1 病院薬剤師を取り巻く環境変化

1-1-1　病院経営学から見た薬剤部の位置

　経営学における組織の位置づけの考え方に、プロフィットセンターとコストセンターという概念がある。

　プロフィットセンターとは、企業・組織のなかで収益を生む部門のことを言う。プロフィットセンターの経営への貢献は、いかに収益、利益を上げるかである。病院経営では、医師、診療科がプロフィットセンターの代表格になる。最近ではリハビリテーション部門もプロフィットセンターといえるだろう。

　一方、コストセンターとは、一般的に業務にかかった費用だけが集計される部門のことを言う。プロフィットセンターの対義語になる。コストの変動のみが収支に影響を与えるため、コストセンターの経営への貢献は、コストを抑えながら、より良いパフォーマンスを発揮することである。病院のなかでは、総務課や会計課等の管理部門や臨床検査部門が主なコストセンターにあたる。

　では薬剤部門は、どのような立ち位置だろうか。

　かつて薬剤部門はコストセンターの代表格だった。

　前述したように、コストセンターの経営への貢献は、コストを下げることである。いかに少ない人数（少ない人件費）で、早く、正確に調剤業務をこなすかが問われた。さらに言えば、いかに安く薬を仕入れるか（薬価に対して安い納入価格で購入できるか）、不良在庫や使用期限切れ、廃棄による薬剤ロスをいかに減らすかが求められた。まさに対物業務のための薬剤師である。

　しかし、近年では、薬剤管理指導料をはじめ、薬剤部門が病院の収益に貢献できるようになってきた。病棟業務に専念した場合、1人の薬剤師が年間

1,000～1,500万円の医業収益を稼ぐことも可能だ。ちなみに医師は診療科によって差があるものの、平均すると年間1億円程度の医業収益に貢献している。

　そのため、近年の薬剤部門は、プロフィットセンターとコストセンターの中間的な位置と考えられている。

　最近はあまり聞かなくなったが、以前は「医は仁術」としてお金に関する話題をタブー視することがよくあった。薬剤部門においても、信じられないかもしれないが、自身の業務（病棟服薬指導など）を評価した診療報酬を請求することに抵抗する薬剤師の姿をかつてはよく見かけた（最近でもたまにあるが）。

　コンサルタントの立場から病棟服薬指導を評価する薬剤管理指導料の算定件数が少ない理由を問うと「私のあの程度の服薬指導で、薬剤管理指導料を取ることはできません！」と真顔でよく言われたものだ。算定要件を満たしているはずなのに、自信がないのか、謙遜しているのか、収益をあげることを自ら拒否してしまう。診療報酬上で評価される行為に至っているのに、それを算定していないことがむしろ問題だと何度となく説明してきた。

　本来医療サービスは決して安いものではない。日本では医療保険制度のおかげでリーズナブルに感じられるが、全額自己負担になったときに支払う額を考えればイメージしやすいだろう。

　医療機関は医療サービスより得た医業収益から、医療従事者への給与や医薬品、医療材料の購入費用など、運営にかかる様々な費用を支払わなければならない。より良い医療を持続的に提供するためには、人への投資、設備への投資も必要になる。そのために医療機関は医業収益を通じて、適正な利益を確保する必要がある。薬剤師もその一翼を担っているという自覚は決して忘れてはならない。

　医療の質の向上への貢献は最低限の前提として、医薬品および医薬品に付随する業務のコストを下げることに貢献しながら、同時に医療機関の収入を増やすことにも貢献してくださいというのが、経営的な立場から病院薬剤師に求める姿と言える。

1-1-2　評価される病院薬剤師像は変化している

　評価される病院薬剤師の姿は、時代背景や診療報酬上の評価から、年代ごとに下記の4つの世代に分類できる。

　　　第一世代　　1950年代〜
　　　第二世代　　1990年代〜
　　　第三世代　　2010年代〜
　　　第四世代　　2020年代〜

①　第1世代

　第1世代の薬剤師は、薬剤にかかる業務、費用をいかに低コストで提供するかが求められた。薬剤部門が、コストセンターの代表格だった頃だ。

　1950〜60年代は医療機関の前に門前薬局の姿はなく、院内調剤が中心だった。

　薬価と医薬品卸会社からの納入単価の差額割合、すなわち薬価差益が近年より遥かに大きかった時代だ。日本の公的保険制度は出来高算定であるため、医療機関は患者に薬を出せば出すほど儲かった。

　当時の薬剤部門長は、院長、事務長と並ぶ病院の3役とまで言われていた。それぐらい薬剤部門長は、病院に収益をもたらし、影響力をもつ存在であったともいえる。「優れた薬剤部長」と評価される者は、医薬品卸会社との交渉力に長け、薬を安く仕入れることのできる薬剤師であった。

　現場では処方せんに基づいて、薬を素早く、正確に集めることにエネルギーが注がれていた。特に外来処方はすべて院内調剤になるため、大病院の投薬窓口の前は会計を済ませた薬待ちの患者で混み合っていた。そのため、現場の薬剤師にはとにかく医師の処方通りに、そして1秒でも早く調剤することが求められた。

　電子オーダリングシステムもまだなかった頃。医師の達筆な手書きの処方せんを読みこなすことも薬剤師のスキルと言われていた。今の時代から考えると信じられないが、交付した薬が何か患者にわからなくするために、製品名の記載されているＰＴＰシートの耳をわざと切って渡していた。当然十分な服薬指導も行わない。今では当たり前のインフォームド・コンセントという概念が、当時は法的にも存在しなかった。医師の指示通りに薬を渡し、医師の指示通りに薬を飲ませるのが、薬剤師の仕事であった。

　1973 年の老人福祉法の改正により、70 歳以上（寝たきりの場合は 65 歳以上）の高齢者は医療費が無料になった影響も大きい。その結果、医療機関の待合室で高齢者同士が「田中さん、今日は来ていないの？」「今日田中さんは体調が悪いから病院に来られないんだって」という笑い話のような会話をしていたのが、当時を象徴するエピソードだろう。

②　第2世代

　第 2 世代の薬剤師には、ベッドサイドで患者とコミュニケーションをとることが求められた。

　1990 年代に入り、病院勤務の薬剤師を「臨床薬剤師」と呼ぶようになった。当時の環境変化を象徴する表現である。それまでの病院薬剤師、すなわち第 1 世代の薬剤師は、病院に勤務していても臨床に携わっていなかったことへの裏返しとも言える。いまや死語になっている臨床薬剤師であるが、当時は薬学部生も「将来は臨床薬剤師になりたい」と当たり前に語っていた。

　さらに 1997 年の医療法改正により、医療法第 1 条の 4 第 2 項に「医師、歯科医師、薬剤師、看護師その他の医療の担い手は、医療を提供するに当たり、適切な説明を行い、医療を受ける者の理解を得るよう努めなければならない。」と定められ、患者への情報提供と同意の義務が初めて明文化された。

1　医療提供に当たっての説明
医療は、医師等医療の担い手が患者の状況、立場を十分尊重しながら、患者との信頼関係に基づき提供されることが基本であり、近年の患者の健康意識の高まり、患者の医療需要の多様化・高度化、医療内容の専門化・複雑化等に伴い、医療提供者が患者に対し医療の内容について十分説明を行うことが求められている。このような状況を踏まえ、医療の担い手は、医療を提供するに当たり、適切な説明を行い、医療を受ける者の理解を得るよう努めるものとされたこと。
（医療法の一部改正について（平成 9 年 12 月 26 日）（発健政第 232 号）（各都道府県知事あて厚生事務次官通知）より抜粋）

　診療報酬では、1988 年診療報酬改定で、入院調剤技術基本料が新設された。医師、看護師等への薬品情報提供、患者への服薬指導、薬歴作成、注射薬のセットという業務に対して、入院当たり 1 回 100 点を算定できるようになった。診療報酬の歴史において、まさに“臨床薬剤師の夜明け”である。しかし当時は施設基準が厳しく、ごく一部の医療機関しか要件を満たすことができなかった。その後、1994 年診療報酬改定において、病棟服薬指導の評価項目は、現在と同じ「薬剤管理指導料」に名称変更となり、施設基準も大幅に緩和され、月 1 回 600 点を算定できるようになった。1996 年診療報酬改定では、1週当たり 480 点を月 2 回まで算定可に変更となり、2000 年診療報酬改定では、現在の要件に近い 1 週当たり 350 点を月 4 回まで算定可になった。

　病棟服薬指導の評価を引き上げながら、病院薬剤師が病棟で服薬指導を行うことを推し進めてきた結果、多くの医療機関が薬剤管理指導料の算定に舵をきるようになった。いまでも薬剤管理指導料は、薬剤部門が収益貢献するための最大の評価項目となっている。

③　第 3 世代

　2010 年代に入り、病院薬剤師はベッドサイドで患者とコミュニケーションをとるだけではなく、病棟で多職種との連携が求められるようになった。横のつながりのコミュニケーションである。

　背景にあるのがチーム医療の推進だ。チーム医療推進協議会の定義では、チーム医療は「一人の患者に複数のメディカルスタッフ（医療専門職）が連携して、治療やケアに当たること」とされている。すなわち、多職種の医療従事者が、それぞれの専門性を前提に、目的と情報を共有して業務を分担かつ連携・補完し合うことで、患者の状況に的確に対応した医療を提供することである。

　薬剤師も、薬の専門家として、多職種と連携・補完しながら、より良い医療の提供に参画することが求められるようになった。「病棟薬剤業務」という言葉が使われるようになったのもこの頃だ。

　診療報酬上の象徴的な事例は、2012年診療報酬改定で病棟薬剤業務実施加算が新設されたことだろう。

　薬剤師の病棟業務は入院患者への服薬指導だけではない。そのため、2008年診療報酬改定の頃から、薬剤管理指導料以外の評価項目の必要性が叫ばれていた。加えて多くの病院薬剤師が努力を積み重ねたことで、入院薬物治療に対する病院薬剤師の多職種からの評価が年々上がっていた影響も大きい。こうした背景のもと、2012年改定で薬剤師の病棟業務を評価する病棟薬剤師業務加算が新設されたことは、とても意義の大きいことであった。

　急性期一般入院料を算定する医療機関でも、病棟薬剤業務実施加算の施設基準である週20時間以上の配置ができていない医療機関はまだまだ多いが、現状の流れが続けば、いずれ当然のこととして定着していくものと思われる。

④　第4世代

　患者や病棟、同じ医療機関内のスタッフだけでなく、地域とコミュニケーションを図っていく。これが2020年代の第4世代の病院薬剤師と考えている。

　この背景には、地域包括ケアシステムの構築と在宅医療の推進、薬薬連携、そして医師の働き方改革を中心とした医療従事者の負担軽減など、これまで以上に複数の要因が複雑にからみあっている。

　団塊世代が後期高齢者になる2025年が目前に差し迫っているなかで、高齢

者に対する医療、介護の需要は増加する一方、限られた財源、限られた担い手で、どのように地域を支えていくかが課題となっている。

従来から叫ばれている医療機能の分化・強化・連携や医療の効率化・適正化だけでなく、タスクシェア・タスクシフトとチーム医療の推進を通じた業務の負担軽減も考えていく必要がある。このタスクシェア・タスクシフトする相手は、院内だけに限ったことではない。薬局をはじめ、地域の医療従事者、介護従事者も含まれている。それゆえ、第4世代の病院薬剤師は地域とのコミュニケーションをいかに図るかが役割になってくる。

なかなか前に進まなかった薬薬連携についても、2020年診療報酬改定では、患者への切れ目のない服薬管理を目的に、医療機関が入院中に内服薬を変更・中止した患者に対して、薬局にその理由や変更・中止後の状況を文書により提供した場合に算定できる退院時薬剤情報連携加算が新設された。また、2022年調剤報酬改定でも、薬局薬剤師による予定入院患者の持参薬にかかる業務を評価する、服薬情報等提供料3が新設された。これらは病院薬剤師と薬局薬剤師がコミュニケーションを図ってくださいという、国からのメッセージといえよう。

そして、第1世代から第4世代への流れをもう一度注目して欲しいところが、時間軸の変化である。第1世代から第2世代への移行は40年を要していたが、第2世代から第3世代への移行は20年、第4世代への移行は10年と、そのスパンが徐々に短くなっている。

コンサルタントとして多くの医療機関と接してきた立場から見ると、環境変化の速さに、組織として、個人として対応できていない薬剤部門、薬剤師は多い。キャリアを考えていくうえでも、時代のニーズに応えられる薬剤師であることは、重要なポイントといえる。

1-1-3　病院薬剤師はこれからどうなっていくのか

　一昨年の春、病院薬剤師を主人公にしたテレビドラマ「アンサング・シンデレラ」が話題になった。病院を舞台にしたテレビドラマはこれまでも数多くあるが、病院薬剤師が主人公になった作品はこれが初めてだ。内容の細かい点はさておき、病院薬剤師の存在を世間に理解してもらう良い機会になったと思う。

　ドラマの中で登場する薬剤師が人手不足を訴えるシーンが何度かあったが、病院薬剤師の人手不足の声は、病院 "あるある" 話のごとく、耳にする機会が多い。実際、病院薬剤師の定員に対する充足率は 90％ を下回っている。特に中小病院では慢性的なマンパワー不足に陥っているケースも多い。そのため多くの病院では人材育成を図りながら、限られたマンパワーで効率よく薬剤部門を運営していくことを考えなければならない。

　さらに近年は改定を重ねるたびに、病院薬剤師の業務が増加する傾向にある。医師の負担軽減策としても薬剤師の活用が期待されており、求められる業務量は益々増加していくものと見込まれる。この期待に応えるためには、病院薬剤師は、業務の効率化を図り、より生産性、付加価値の高い業務にシフトしていかなければならない。

　では、生産性と付加価値の高い業務とは何か。

　2017 年 4 月に公表された「新たな医療の在り方を踏まえた医師・看護師等の働き方ビジョン検討会報告書」が参考になる。同報告書では、効率的で生産性の高い業務へのシフトしていくべきとして、病院薬剤師の業務について、下記のように述べている。

　　現在、病院においては、薬剤師の病棟配置や他職種との連携などを通じたチーム医療が進められているが、病棟での持参薬管理や服薬管理にとどまらず、医師に対して、治療効果や副作用のモニタリングのための検査の実施を含めた薬物療法の提案を行うことにより、薬物療法の有効性・安全性をさらに向上さ

> せていくことが期待される。
> （厚生労働省「新たな医療の在り方を踏まえた医師・看護師等の働き方ビジョン検討会報告書」より抜粋）

　2021年6月30日に公表された「薬剤師の養成及び資質向上等に関する検討会　とりまとめ」では、医療機関の薬剤師に今後求められる役割として下記のように報告している。

> 　チーム医療の推進により、多職種と連携しながら病棟の薬剤業務の充実が求められている。病床機能別に病棟業務の時間を見ると、急性期の病床において病棟業務の時間が多く、病院機能によって病棟業務の実施状況に差があり、回復期、慢性期などの病床で更なる充実が期待される。
> （厚生労働省「薬剤師の養成及び資質向上等に関する検討会とりまとめ」より抜粋）

　急性期の病院だけでなく、回復期、慢性期の病院においても、これまで以上の病棟業務への取組みが期待されているのである。

　2010年4月に公表された「医療スタッフの協働・連携によるチーム医療の推進について」（医政発0430第1号）では、現行制度の下、薬剤師が実施できるにもかかわらず、薬剤師が十分に活用されていない業務を改めて明確化し、薬剤師の活用を促すべきとして、下記を業務例として挙げている。

① 薬剤の種類、投与量、投与方法、投与期間等の変更や検査のオーダについて、医師・薬剤師等により事前に作成・合意されたプロトコールに基づき、専門的知見の活用を通じて、医師等と協働して実施すること。

② 薬剤選択、投与量、投与方法、投与期間等について、医師に対し、積極的に処方を提案すること。

③ 薬物療法を受けている患者（在宅の患者を含む。）に対し、薬学的管理（患者の副作用の状況の把握、服薬指導等）を行うこと。

④ 薬物の血中濃度や副作用のモニタリング等に基づき、副作用の発現状況や有効性の確認を行うとともに、医師に対し、必要に応じて薬剤の変更等

を提案すること。

⑤　薬物療法の経過等を確認した上で、医師に対し、前回の処方内容と同一の内容の処方を提案すること。

⑥　外来化学療法を受けている患者に対し、医師等と協働してインフォームドコンセントを実施するとともに、薬学的管理を行うこと。

⑦　入院患者の持参薬の内容を確認した上で、医師に対し、服薬計画を提案するなど、当該患者に対する薬学的管理を行うこと。

⑧　定期的に患者の副作用の発現状況の確認等を行うため、処方内容を分割して調剤すること。

⑨　抗がん剤等の適切な無菌調製を行うこと。

　さらに医師の働き方改革の流れも加わったことで、四病院団体協議会は2019 年 7 月に、医師との協働によるプロトコールに基づいた投薬の実施、薬剤選択・多剤併用役に対する処方提案、副作用の状況把握・服薬指導、抗菌薬の治療コントロール処方の提案など、これらを医師の包括的指示と同意がある場合には、医師の最終確認・再確認を必要とせず、薬剤師が主体的に業務を行うことを明確化することを提言している。薬剤師の団体ではなく、病院団体が提言していることに意義があると考えている。

　いずれの報告、提言も、求める方向性に大きな違いはない。これらの要求水準に応えることが、生産性の高い業務、付加価値の高い業務へのシフトと言える。

　診療報酬で点数評価される業務に積極的に取り組むことも有効な手段である。

　診療報酬は、国や社会が医療現場に求めることのメッセージという考え方がある。言い方を変えれば、診療報酬で点数評価される薬剤師関連の項目は、国や社会が薬剤師に貢献、活躍を求めている業務といえる。

　とはいえ、「いくら点数を稼いだところで給与が増えるわけではない」と評価項目への取り組みに否定的な薬剤師を見かける機会は結構ある。

　評価される項目で結果を出すことは、自身の評価につながりやすい。患者から、病院から、地域から求められること、やるべきことにしっかりと取り組んでいくことは、自身のキャリアアップにもつながり、短期的な収入は増えないかもしれないが、いずれ評価にも、収入にもつながっていくと考えるのが自然だろう。

1-1-4　専門・認定薬剤師を取得する

　専門薬剤師、認定薬剤師になることは、分かりやすいキャリアアップの方法だ。若手の病院薬剤師にキャリア目標を聞くと、「専門・認定を何か取りたいです」という声をよく聞く。

　専門薬剤師、認定薬剤師は、日本病院薬剤師会や日本薬剤師研修センター、日本医療薬学会等の関連団体、学会等が認定している。例えば、一般社団法人日本病院薬剤師会では、がん、精神科、ＨＩＶ感染症、妊婦・授乳婦、感染制御の５つの領域で、認定薬剤師、専門薬剤師を認定しており、下記のように定義している。薬剤師としての専門性を証明するための上位資格といえるだろう。

第3条　専門薬剤師とは、本会専門薬剤師認定審査に合格し、特定の専門分野における薬物療法等についての十分な知識と技術を用いて、各医療機関において質の高い業務を実践するとともに、他の薬剤師に対する指導的役割を果たし、研究活動等についても行うことができる能力を有することが認められた者をいう。

第4条　認定薬剤師とは、本会認定薬剤師認定審査に合格し、特定の専門分野における薬物療法等についての十分な知識と技術を用いて、各医療機関において質の高い業務を実践していることが認められた者をいう。

（専門薬剤師・認定薬剤師認定制度規程より抜粋）

　認定・専門薬剤師の資格は、実務経験３〜５年以上を要件にしているものが

多い。そのため医療機関に勤務する薬剤師にとっては、入職して数年が経ち一通りの仕事を覚えた段階で、キャリアアップの手段の1つとして認定・専門資格を目指す者が多い。

　ケースに登場した鈴木氏のように、ある程度以上の規模の医療機関に勤務する薬剤師の場合、入職3〜5年程度が経過すると、上司や同僚から専門、認定薬剤師の取得を目指すことを勧められることも多いだろう。独占業務はなくとも、自身の専門性、能力を証明するツールになる。薬剤師としてキャリアアップしていくためには、検討したいステップの1つであることは間違いない。

　認定・専門資格取得者による指導等が、診療報酬上の算定要件になっている評価項目はまだまだ限られているが、今後増えていく可能性は高い。

　また感染症対策チーム（ICT）、抗菌薬適正使用支援チーム（AST）など、認定・専門資格が診療報酬上の施設基準にはなっていないものの、実際には認定・専門資格をもった薬剤師を配置している医療機関は多い。それだけ認定・専門資格取得者が専門職として評価されていることの表れだろう。

1-2 | 年齢に応じたキャリアを歩む

1-2-1　キャリアとは

　キャリア（career）とは、中世ラテン語の「車道」を起源とする。馬車を意味する carriage、運搬といった何かを運ぶ人、物を表す carrier と同語源である。それが経歴、職歴、実績等を意味するようになった。長い人生のなかで、それぞれが自分の大切なもの、重たいものを運んでいくと考えれば、イメージしやすいのではないだろうか。

　「キャリア」の定義は１つに決まったものはなく、学者によって、組織によってそれぞれの定義を打ち出している。なお、文部科学省の中央教育審議会ではキャリアを下記のように述べている。

　人は、他者や社会とのかかわりの中で、職業人、家庭人、地域社会の一員等、様々な役割を担いながら生きている。これらの役割は、生涯という時間的な流れの中で変化しつつ積み重なり、つながっていくものである。また、このような役割の中には、所属する集団や組織から与えられたものや日常生活の中で特に意識せず習慣的に行っているものもあるが、人はこれらを含めた様々な役割の関係や価値を自ら判断し、取捨選択や創造を重ねながら取り組んでいる。

　人は、このような自分の役割を果たして活動すること、つまり「働くこと」を通して、人や社会にかかわることになり、そのかかわり方の違いが「自分らしい生き方」となっていくものである。

　このように、人が、生涯の中で様々な役割を果たす過程で、自らの役割の価値や自分と役割との関係を見いだしていく連なりや積み重ねが、「キャリア」の意味するところである。

（中央教育審議会「今後の学校におけるキャリア教育・職業教育の在り方につい

　加えて、中央教育審議会では、キャリア教育を「一人一人の社会的・職業的自立に向け、必要な基盤となる能力や態度を育てることを通して、キャリア発達を促す教育」と定義している。

　それゆえキャリアデザインといっても、それは単に出世や収入を増やすことだけを目的としたキャリア戦略を立案しようという話ではなく、「自分らしい生き方」を実現するためのキャリア戦略をつくることが目的になる。そしてキャリアデザインを考えるにあたって重要なことは、自らの力で生き方を選択していくことができるように、必要な知識、技術、仕事姿勢を身に付けることといえる。

　医療技術の発展に伴い、医薬品もまた高度化している。医療の質の向上のために、薬剤師による処方提案、副作用モニタリング等は、より一層求められるだろう。さらに少子高齢化や医師の働き方改革、医療従事者の負荷軽減の流れのなかで、薬剤師にはこれまで以上の役割が期待されている。

　しかし、これまで多くの医療機関にかかわってきた経験では、薬剤師教育のために1年目用のキャリアラダー（キャリアアップのための“はしご”）はあっても、その後のキャリアラダーをまったく準備していない医療機関は多い。新人が覚えなければならないこと、身に付けなければならないことは明確に決まっているが、2年目以降には、どのような知識、スキルにつければよいのか、どうすればキャリアアップできるのか、明文化されていないのである。

　たった1年で完成された薬剤師が育つとはとても思えない。卒後2年目以降のキャリアラダーが存在しない医療機関、薬局が多いことは、長年の間、業界全体として放置してきた問題点だと考えている。

　それでも立派な薬剤師がたくさん存在しているのも事実だ。

　ロールモデルとなる先輩薬剤師の背中を見ることによって、もしくは先輩薬剤師の属人的なノウハウに頼った指導によって成長しているケースは多い。それは、まさに「技は盗むもの」といった日本の伝統的な職人の技術伝承のよう

な人材育成、もしくは中世ヨーロッパのギルドのような人材育成を、いまだ行っているといっても過言ではないだろう。いずれにしても、薬剤師として成長できる、できないが、"上司ガチャ" "先輩ガチャ" による運次第になってしまうことは、決して褒められることではない。

ロールモデル不在で、キャリア形成が進まずに困っている医療機関も多いはずだ。

医薬分業の推進によって、1990 年代後半から 2000 年代にかけて、それまで外来処方の院内調剤を行ってきた医療機関が、院外処方に一気に舵を切り替えた。その結果、医薬分業は急速に進んだものの、外来処方の院外化に踏み切った医療機関は院内の薬剤師が余ってしまい、新卒薬剤師の採用を大幅に絞った時期がある。

当時の薬学生は、一般的にいわれる就職氷河期世代に該当する。薬局やドラッグストアへの就職は容易にできたが、病院への就職はまさに就職氷河期の状態だった。その反動がいまにきている。知識、経験豊かな 40 代の中間管理職として、マネジメントや人材育成を中心的に行っていくべき存在になるはずだったが、大きく欠落してしまったのだ

実際にそもそもの薬剤師数が少ない中小規模の医療機関では、薬剤部門長を含む 50〜60 代の薬剤師の下は、一気に年が離れて 20 代〜30 代前半の薬剤師しかいないというケースもよく見かける。年齢の近いロールモデルが不在の場合、これまで現場を支えてきた職人育成的な教育システムが成り立ちづらくなる。その結果、20 代〜30 代前半の薬剤師は、多くの先輩薬剤師が通ったキャリアの道があっても、その道を見つけることができず苦しんでしまう。

1-2-2　病院薬剤師のキャリアラダー

同じ病院薬剤師といっても、特定機能病院や DPC 特定病院群など、地域の基幹的役割を担う大規模病院と中小規模のケアミックス病院、精神科病院を含めた療養型病院では、キャリアラダーが大きく異なる。

図表 1-1　病院薬剤部門の役職と役割

役職	役割
薬剤部長	責任者として薬剤部を管理するとともに、病院全体の運営にかかわっていく。
副薬剤部長	薬剤部長をサポートする役割を担う。対外的な折衝を担当することも多い。
薬剤科長（課長）	薬剤部内の担当部署（病棟科、調剤科など）の責任者。現場のリーダーとして、担当部署を管理する。入職 20 年程度で昇進することが多い。
主任薬剤師	一般薬剤師の指導を行いながら、担当するセクション（ユニット）を管理する。入職 10 年程度で昇進することが多い。
一般薬剤師	薬剤師としての基本スキルの習得し、上司の指示に従いながら担当業務に取り組む

　まず前者の大規模病院では、病院によって役職名や昇進時期、役割に多少の差はあるだろうが、一般的な形でまとめると**図表 1-1** のようになる。同時にスペシャリストとして、専門・認定薬剤師の資格取得を目指していく。

　これら大規模病院では、キャリアラダーが確立していることが多い。例えば独立行政法人国立病院機構では、独自のキャリアマップとして「国立病院機構薬剤師能力開発プログラム（National Hospital Organization Pharmacist Ability Development; NHD PAD）」を作成している。キャリアステージごとの具体的な目標が示され、知識、技術だけでなく、仕事姿勢にも触れている。組織のキャリアパスイメージが明確になっているとキャリア形成の悩みは生じづらくなる。

　またキャリアラダーが確立され、かつ薬剤師数も多い病院では、ロールモデルになる上司、先輩薬剤師を見つけやすいため、その背中を見て仕事を真似しているだけで、いつの間にかキャリアアップしていることも多いだろう。

　問題は後者の中小規模の病院や療養型病院である。

　そもそもの薬剤師の人数が少ないため、役職や担当業務に基づいた体系的な

図表 1-2 薬剤師数（常勤換算）の分布

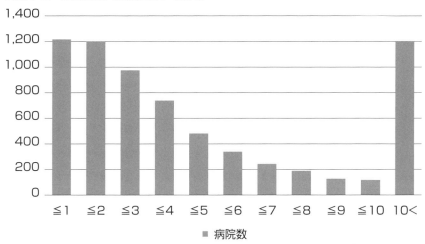

■ 病院数

厚生労働省「令和2年病床機能報告」より株式会社メデュアクト作成

組織になっていることは少ない。キャリアラダーやキャリアステージごとの目標をまったく設定していないケースがほとんどだろう。

　役職は薬剤部長（薬剤科長）、主任薬剤師、一般薬剤師に分かれることはあっても、管理職である薬剤部長（薬剤科長）を除けば、業務上の差はなく、年齢による給料の差をつけるためだけの肩書になっていることもある。

　図表 1-2 は病院ごとの薬剤師数（常勤換算）の分布である。実は、病院単位でみると、3割以上の病院は、1名ないし2名の薬剤師で業務を回している。さらに言えば薬剤師が5名以内の病院が全体の3分の2を占めている。

　薬剤師数の少ない病院では、必然的にセントラル業務が中心になってしまう。マンパワーが少ないため、薬剤部長（薬剤科長）も管理業務に専念するわけにいかず、現場業務を率先して行っている。

　この状態では、目の前にある調剤業務をこなすことが最優先とせざるを得ない。そして上司は長年そのように仕事をしてきたため保守的になってしまうケースが多く、問題意識こそ持ってはいても、マンパワーが足りないから仕方がないと諦めてしまっている。

　当然、中長期の人材育成を見据えたキャリアラダーもない。せいぜい一通りの仕事を覚えてもらうための新人用の教育プログラムがあるくらいだ。

　そして若手はある程度の年数が経過すると、2つのタイプに分かれる。

① 目標を見失い（キャリアに迷い）、新しい目標を探し始める上昇志向タイプ

② 目標を見出すことなく、求められる仕事を淡々とこなしていく現実志向タイプ

　上昇志向タイプは、理想と現実のギャップ、変わらない業務内容、そして将来への漠然とした不安に耐えられず、夢破れて、別の病院か薬局に転職していく。一方、現実志向タイプは日々の業務を真面目にこなしているが、新しいことにチャレンジする機会もなく、薬剤師としての経験年数は増えても、実質的にキャリアアップできない状態が続く。

　いずれのタイプにしても、しっかりとしたキャリアビジョン、キャリアデザインがなければ、本人にとっても、医療機関にとっても嬉しくない末路になってしまう。

1-2-3　20代は専門性、30代は経験、40代は人脈

　20代　専門

　30代　経験

　40代　人脈

　50代　人望

　世代ごとの評価される能力であり、身に付けたい能力と考えている。これは薬剤師だけでなく、一般的なビジネス社会においても同様だ。

　ではなぜこれらの能力が、各世代で評価されるのだろうか。

20代に求められる「専門」とは

まず20代は特定の専門領域をもつ人材が評価される。

専門領域とは、特定の疾患や薬剤に関することでもいいし、患者とのコミュニケーションスキルや店舗運営に関することでもいい。業務に関わることで、何らかの部分でまわりから一目置かれる存在になることだ。

では専門性の目安はどう考えればよいか。

筆者の考えるざっくりとした感覚的な目安だが、特定の領域のことを、数時間は熱く語れるぐらいの知識、経験といえば伝わるだろうか。そのレベルに達してくると、少なくとも職場において「○○のことは××に聞けばいい」と言われるようになっているはずだ。もちろん得意な領域は1つだけに絞る必要はなく、数が多ければ多いほど良い。

まわりが認めるくらいの得意な領域ができるようになると何が起きるか。得意な領域をもつ20代は、その領域が多ければ多いほど、上司、先輩から、"仕事のできる若手"と評価されるようになる。そして「この仕事の責任者になってくれないか」や「今度学会で発表してみないか」といった声がかかるようになる。何らかの仕事を任せてもらえる、チャンスをもらえる場面が増えていくのだ。

そして、新たにチャレンジする機会が増えれば増えるほど、知識、経験は増えていき、得意な領域はさらに広がっていく。

とはいえ、これらのチャンスは、通常業務にプラスαの仕事であることも多い。直接的に収入が増えるかといえば、そこまで短期間で結果が出るかはわからない。むしろ「仕事が報酬」と考えるぐらいがちょうど良い。

あくまで筆者の考えになるが、20代は目先の収入よりも、仕事の専門性を高めること、1つでも多くの得意領域をつくることをお勧めしたい。

30代に求められる「経験」とは

30代になって求められるのは「経験」だ。

6年制の薬学部を卒業した薬剤師であれば、入学試験や卒業試験、国家試験

など、どこかで躓いていなければ、入職後 5-6 年目に 30 代を迎える。通常業務は一通りの仕事をこなせる存在として、現場の最前線で中心的に活躍しながら、かつ若手を指導する立場になる年齢だ。一般企業であれば係長クラスに相当する。

　そんな 30 代は、業務上のトラブルや問題が発生したとき、それをいかに解決したか。問題解決の経験を数多く積んだ者が評価されていく。医薬品や臨床に関する経験はもちろん、患者や他の医療従事者との関係構築など、あらゆる経験が含まれる。

　問題解決の経験を積めば積むほど、仕事上の引出しが増えていき、まわりからの評価、そして信用につながっていく。

　高い評価を得られると、薬剤部門内での昇進だけでなく、人によっては、30代〜40 代にかけて、医療安全部門や地域連携部門、経営企画部門など、薬剤部門以外の部署への異動もあるかもしれない。

　図表 1-3 は病院・診療所に勤務する薬剤師の業務別の人数である。医療機関に勤める薬剤師が徐々に増えていく中で、95％の薬剤師は、調剤・病棟業務

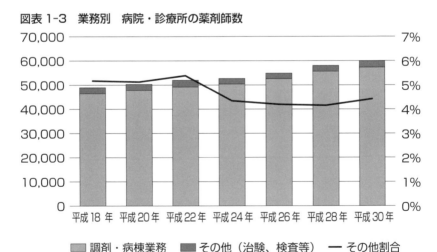

図表 1-3　業務別　病院・診療所の薬剤師数

厚生労働省「医師・歯科医師・薬剤師調査」より株式会社メデュアクト作成

といった"THE 薬剤師業務"を行っている。しかし、5％前後の薬剤師は、調剤・病棟業務以外のことを行っている。他部署への異動を悲観的に感じている薬剤師と会話することもあるが、筆者に言わせれば、キャリアを広げる意味で絶好のチャンスである。

薬剤部門に所属して、薬剤師業務だけをやっていると、どうしても視野が狭くなってしまう。医療安全部門や経営企画部門など、病院のあらゆる部署に関わっていく仕事をすることで、それぞれの部署の立場から考えられるようになり、医療を多角的に見ることができるようになる。院内、院外にこれまでとは異なる人的ネットワークを作ることもできるため、再び薬剤部門に戻ったときに、1つ上の視点から業務を進められるようになる。また院内、院外にできた人的ネットワークは、後述する40代に求める能力につながっていく。

また30代の薬剤師にとって、一通りの業務を難なくこなせることは当たり前である。30代になると、それ自体によって高い評価が得られることは考えづらい。かといって悪い評価がつくわけでもなく、あくまで平均的な薬剤師としての評価になる。30代の方で、自分はちゃんと仕事をしているのに、所属先からの評価に納得がいかない、チャンスをもらえないという場合は、30代に求められている仕事ができているかを振り返ってみると良い。

その上で忘れてはならないのは、30代になったら経験を積む機会が急に増えるわけではないということだ。20代で専門性を高めておかないと、経験を積む機会を与えてもらえず、キャリア形成上で30代の薬剤師に望まれる経験の獲得が難しくなってしまう。20代で専門的能力を高めたことが、30代の経験の獲得につながっていくのだ。

薬剤師免許を同じタイミングで取得し、薬剤師としてのスタートは一緒であっても、働き方によって実力差は徐々に開き始める。20代のうちは目に見えるような差ではなかったかもしれないが、その後の経験の差が、実力差をさらに拡大させ、30代半ばになる頃には、ポジションも含め、ちょっとの努力では追いつけない差になってしまう。

40 代に求められる「人脈」とは

　順調にステップアップしていくと、40 代になる頃には、大規模病院の薬剤師であれば、調剤業務や病棟業務の責任的立場を担うことになる。現場のリーダーとして、薬剤部門長と現場をつなぐマネジャーとしての活躍が期待されているのが、まさに 40 代だ。中間管理職であり、一般企業では課長クラスに相当する。中小規模の医療機関では、薬剤部門のトップになっている者もいるだろう。

　ここまでくると、現場業務に関するある程度の権限を持つようになる。業務の責任者として、他部署との交渉もやらなければならない。解決しなければならない問題は複雑になり、解決策の難易度も上がってくる。さらに薬剤部門だけでは解決できない問題に対しては、他部署や外部業者と協力、連携しながら、業務を進めていくこともでてくる。

　中間管理職として、現場の問題を解決し、業務をスムーズに進捗させる手腕が求められる。問題を解決するために薬剤師、他部署、外部業者といったピースを、どれを選び、どのように組み合わせればよいのか、そもそも使えるピースをどの程度もっているのか、まさに人脈（人的ネットワーク）が必要になる。

　だからこそ、評価される 40 代には、使える人的ネットワークをいかにもっているかが鍵となる。もちろんこれも 40 代になったから突然人脈ができ始めるわけではない。30 代で培った経験、そこで築き上げた人脈が活きてくるのだ。30 代で十分な経験を積めないでいると、前者と比較してハンデを背負った状態で 40 代を迎えてしまう。

　十分な専門性を修得できないまま 20 代を終え、その流れのまま 30 代をなんとなく過ごして 40 代を迎えてしまう。そんなパターンもあるだろう。「私はもう 40 代だけどどうすればいいのか？」、実際に質問されることもある。

　40 代になったとしても、順番は一緒と考えている。もちろん 20 代で吸収すべきことを、1 〜 2 周遅れで取り組むことになるため、単に年齢的な問題だけでなく、所属先で求められる業務やライフステージの問題など、いろんな意味

で負荷がかかってくるだろう。そしてこれは年を重ねれば重ねるほど困難になる。過去を後悔しても仕方がなく、諦めないでチャレンジすることが大事だ。

　と言いながら、逆に諦めるという選択肢もある。キャリアデザインは、キャリアアップだけでなく、キャリアキープもまた選択肢だ。キャリアを積み上げる働き方から、これまで積み上げたキャリアを消化していく働き方にシフトすることになる。早い人では、30代後半から40代前半でそのタイミングを迎えると言われている。キャリアキープを選択した場合、それ以降は、仕事は生活の糧のためと割り切り、趣味や家族など、プライベートの充実に舵を切ることが多い。

　収入、立場などに明らかな差がつきはじめ、キャリア上の大きな分岐が見えてくるのもまた40代といえよう。

50代に求められる「人望」とは

　50代になると、いよいよキャリア形成も終盤戦に突入する。

　順調にステップアップしている薬剤師は、薬剤部門のトップとして、病院の幹部スタッフとして活躍することになるだろう。薬剤部門のトップではなくとも、ナンバー2、ナンバー3の立場にいる先生も多いはずだ。

　いずれにしてもトップないしトップに準じる立場として、多くの薬剤師を部下として率いていかなければならず、職責はより一層重くなる。

　中〜大規模の病院では、管理業務や院内会議、外部業者との打合せなどが増え、薬剤師としての業務を行う機会は限られてくる。

　一方で、部下の士気を高め、より良い医療の提供を目指すと同時に、病院の収益貢献につなげる役割も求められる。自分が手を動かすのではなく、人に動いてもらうことによって、仕事の成果をあげていくのだ。

　そのためには人望が必要になる。ここでいう人望は、リーダーシップと読み替えてもよい。実際、薬剤部門のトップがリーダーシップを発揮している病院はアクティビティが高く、薬剤師1人あたりの生産性が高い傾向がある。また外部の会議等に出席する機会も多いだろう。実務レベルの話は部下に任せれば

よいが、その前提となる組織同士の関係構築にあたっては、トップの対外的な人望や折衝力が大きな因子になることは否めない。

　50 代の薬剤師には、薬の専門家としてのスキル的な能力ではなく、人格的な成長も必要になる。

1-2-4　薬剤師としてのポジショニングは？

　キャリアは、視点を変えるとポジショニングである。

　どのような経験を持っているか、どのようなスキルを持っているか、その組合せによって、医療業界、ビジネス社会におけるポジションが決まってくる。

　シンプルに言ってしまえば、高い生産性（パフォーマンス）を実現でき、かつ希少性のある人材には、高い評価、報酬が与えられる。

　薬学部を卒業して、薬剤師になることで、まずは薬剤師というポジションが確立される。しかし、この時点では就業経験もなく、「薬剤師免許を持っている人」というポジションだ。免許だけでは、少なくとも日本には 30 万人を超える薬剤師がおり、その希少性は限られる。

　その後薬局に勤務したとすると、今度は薬局を経験した薬剤師というポジショニングになる。もちろん就職後の経験や習得したスキル等によって、ポジションは変わってくる。どのようなポジションを取るかで、収入も含めた薬剤師としての評価に差が出る。

　管理薬剤師を経験していれば、「管理薬剤師の経験がある薬局薬剤師」というポジショニングになり、管理薬剤師を経験していない薬剤師と比較して、雇用する側からみて少なからず差別化される。他にも病院勤務経験がある、抗がん剤治療の経験が豊富、新規出店の立ち上げの経験がある、チェーン薬局でエリアマネージャーの経験がある、在宅医療の経験が豊富といった経験は、いずれも薬剤師としてのポジションを決める要因になっていく。

　所属する医療機関、企業が必要とする、さらには社会が必要とするポジションに自分をもっていくことが、キャリアデザインを考えるうえで重要になる。

こんなに頑張っているのに所属先が自分を評価してくれないと嘆くのではなく、評価を受けやすいポジションに自分を持っていくのだ。がん治療に積極的に取り組みたい病院にとっては、がん関連の認定・専門資格をもっていることはアドバンテージになるし、在宅医療にこれから積極的に進出していこうと考えている薬局にとっては、在宅医療の経験が豊富な薬剤師は評価を受けやすくなる。

　ポジショニングは、薬剤師として自分が何者であるかを示すものといえよう。ポジションをどこにおくか。キャリアをデザインするうえで、それぞれが考えなければいけない。

1-3 薬剤師のマーケットバリュー（市場価値）

1-3-1　マーケットバリューとは

　マーケットバリューとは、市場価値のことである。価値とは、値打ち、値段である。その価値は、他人が決めるもので自分が決めるものではない。つまり、マーケット＝市場という視点で他人に評価される人になることで、幅広く評価される人材になれる。

　上司や組織をみて働くのではなく、マーケットを見て働くことがとても大事である。そうすることで、広い視野で信頼される薬剤師、評価される薬剤師を創り出していくことができる。マーケットバリューの視点で、キャリアアップを目指す人は、自然と上司や会社に評価されていくものであると筆者は考えている。

　その価値を測るものさしが**図表 1-4** である。ベストセラーになっている北

図表 1-4　市場価値（マーケットバリュー）の測り方

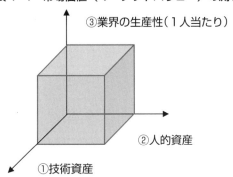

（出所：転職の思考法／ダイヤモンド社／北野唯我／ 2018 年）

野唯我氏著の転職の思考法にて記されているため参考にさせて頂いた。

　マーケットバリューは、①技術資産　②人的資産　③業界の生産性の３つの
ベクトルで決まり、箱の大きさが大きくなればなるほど価値が上がる。この箱
は、少なくても２辺が伸びれば容積が大きくなるため、まずは２つを伸ばそ
う。最終的に３つを伸ばして最大化を目指せばマーケットバリューが上がる。

1-3-2　薬剤師の技術資産

　技術資産は、専門性と経験で構成されている。これらを見出すためには、自
分の過去を振り返り棚卸をし、レジュメを書くことから始まる。薬剤師は、
元々専門職であるためこの部分を伸ばしやすい。特に専門性を高めやすい職種
ではあるのだが、その中でも自分はどの分野で専門性を高めていくのかしっか
りと見定めて取り組む必要がある。最初は言われるがままに入社した会社の部
署から始まると思うが、その中で専門性を見つけられると良い。

　例えば、病院薬剤師の鈴木は、

　　専門性
　　　　・病院薬剤師
　　　　・調剤業務
　　　　・病棟服薬指導
　　　　・がん関連の薬学知識
　　経験
　　　　・後輩の指導

　技術資産を伸ばすポイントは、経験よりも専門性を優先させるということ
だ。理由は、専門性あるものに仕事が回ってくるものだからだ。つまり、経験
を与えてくれるチャンスの素になるからである。

1-3-3　薬剤師の人的資産

　人的資産とは、人脈である。これは、年を取るごとに重要になる要素で 20 代、30 代ではさほど重要ではない。しかしながら、40 代以降に花を開かせるためにも若いうちから人間関係を構築し、何かあったらあなたのために協力してあげよう、協力しようという仲間を作っておく必要がある。最近の医療機関ではドクターをはじめとするチーム医療が一般的である。専門性の高いドクターがいるとそのチームは特殊部隊のようになる。ドクターがその病院から離れ、転職するとチームメンバーごと転職してしまうということも発生する。薬剤師のみでごっそり退職してしまうことは少ないかもしれないが、先輩、後輩、学校の仲間たちがどこでどうつながるかわからないのだ。調剤薬局で独立した先輩から声がかかってみたり、逆に自分が独立して声をかけて事業をスタートできたりする。はたまた、製薬メーカーのＭＲ、卸会社のＭＳとの関係もとても重要だ。

　医療業界とはいえ、ギブアンドテイクの貸し借りで動くことが多い。日ごろから自分に関わるすべての人と好意な関係を築き、お互いに信頼関係を高めておくことで、人脈から知識や経験を多く得られることを忘れてはならない。

1-3-4　薬剤師の業界の生産性

　最後に、業界の生産性である。これは、マーケットバリューの中で一番大きく影響する要素である。一言でいえば、成長してない産業や会社に勤めても価値は上がらず、給与も上がらないということである。一般的に医療費が膨らみ続けている関係で医療業界は、マーケット拡大とも言えるが、医療費抑制の動きにもなっているため逆風も吹いている。そのため、薬剤師もどの業界で働いて価値を高めていくのかを考えなければならない。もっと言えば、どの業界でどんな仕事をしたいかまで決めて、働く場所を決める必要がある。

　通常であれば、病院、調剤薬局、ドラッグストア、企業のどれかにあたる。あなたは、これらの業界で何の専門性と経験を得たい、伸ばしたいと思うのかそれが重要だ。

　ご承知のように、年収でいえば、病院が低く次に調剤薬局の次にドラッグストアという情報は得ているところであろう。特に、昨今のドラッグストアの勢いは目覚ましくますます市場が拡大し続けている業界だ。ところが、薬剤師の中途転職市場では病院薬剤師に注目が集まっている。働く側にしてみれば、給与が低くて採用価値が高いということが悩ましい。しかしながら年収は置いておいて、薬剤師としての価値を高めたいと思うのであれば、専門性を得やすい病院薬剤師としてのキャリア構築から一歩を踏み出すというのは良いのではないかと考える。

1-3-5　社内評価や転職活動を成功させる方程式

　マーケットバリューに関連して、社内評価や転職を成功させるための方程式がある。マーケットバリューのものさしで評価はされるが、あと一歩というところで評価されないことがある。それは、姿勢だ。姿勢は、掛け算で積み上げた経験や知識を何倍にもしてくれる。一方で、いくら優れた専門性と経験を持っていても、性格が悪い、マイナス思考、コミュニケーション力が低いなどでマイナス評価になってしまうこともある。そのため、姿勢の要素も必要不可欠である。

（知識＋スキル＋経験）×姿勢

　（知識＋スキル＋経験）は時間軸とともに蓄積されていくものである。
　姿勢は、意識、思考性といったその人の前向きな心構え、態度である。
　姿勢は掛け算であり、評価を大きくしてくれたり、下げてしまう力がある。
　そして、この方程式からわかることは会社の規模や勤務地は評価の対象にならないということだ。薬剤師で多いのは、同じ業務であるにも関わらず、地方

勤務であることや賃金体系のない個人薬局勤めなどで、独自評価された年収を自らの評価と思い上がっている、勘違いしている人が多いことだ。知識もスキルも経験もないのに給料をもらい過ぎている人は、市場評価に基づき自分の評価を冷静に判断をしていただきたい。

1-4 キャリアパートナーの視点

プロファイル

相談者：鈴木大介さん　30歳　男性　都内私立大学の薬学部卒

　　　　既婚　子ども0人

　　　　急性期病院の病院薬剤師として5年。急性期一般入院料1を算定する
　　　　外科病棟で勤務。同期の飲み会で友人の転職話を聞いて自分の将来に
　　　　悩む。

鈴木大介さんの相談内容

①将来への漠然とした不安
②キャリアアップしたい、どうしたらよいかわからない

1-4-1　ウェルビーイング（幸福）の価値観の軸

　30歳を前にして、鈴木のように将来の不安を抱き始めている薬剤師は多い。高校時代に薬剤師を志し、大学受験に合格して6年間の学生生活を送ってきた。そして、念願の国家資格を取得し、晴れて薬剤師となった。薬剤師としての社会人デビューをするために就職活動を行ったが、特に苦労することもなくすんなりと就職ができた。その時の就職先の選択は、一般的な民間企業への就職活動よりも選択肢が限られていることや、企業の新卒薬剤師の採用が積極的であることから深く考える必要もなく、鈴木のように過ごしてきた背景の薬剤師が多い。少なからず成長はしてきたものの、これから自分がどんな人生を歩

むのだろうかと、ふと思い立った時不安が過る。あんな先輩になりたくない、こんな年収で過ごしたくない、同期が転職して年収が上がった話を聞くなど、社会人になるとこれまで同じスタートラインにいたはずの仲間が、一気に差がつき始めていることを感じ将来への不安が募り始めるのだ。人によって早かれ遅かれその意識や焦りを 30 歳前後に感じる年齢である。

　キャリアパートナーの村田は、そんな不安を抱えている鈴木に対して、wellbeing（以下、ウェルビーイング）の話をする。人生の岐路に立ち、判断に迫られた時に役に立つ。その時の自分の幸福の価値観だ。その価値観がキャリア選択の判断において重要になるのだ。

　ウェルビーイングとは、文中にもあるように WHO の憲章の前文で使われている言葉である。近年、ＳＤＧｓや健康経営といったキーワードとともにウェルビーイングを取り入れた経営に取り組む企業も増えてきている。ウェルビーイングは、WHO が掲げる健康の概念と称されており、日本語では「幸福」と訳されている。「幸福」は、従来からあったハピネスという単語が一般的であるが、ウェルビーイングは、異なる意味を持つ。その意味は、瞬間ではなく、持続的。画一的ではなく総合的な幸福という意味がある。これが、現代社会に浸透し始めているＳＤＧｓに近い考え方であり、キャリア判断をする上で、自分の幸福の価値観（基準）として流用することができる。

　ライフイベントは、就職・転職、結婚、出産、子育て、介護……様々ある。その中で、就職・転職は、とても重要なイベントだ。

　なぜなら、このイベントは唯一の収入源に値するからである。そして、仕事というものは、ご承知の通り、1 日の大半の時間を費やすためその意思決定はとても重要で重いものである。

　しかしながら、この重要な選択をするときに慎重にならない人が多い。例えば、通常、民間企業への転職活動をする場合、企業面接は 2〜3 回が一般的であり最低でも 1 か月はかかり、2〜3 か月が一般的である。それが、薬剤師の場合は、面接が 1 回というケースが多い。早い方は 1 週間〜10 日で次の転職

先を決めてしまうほどスピード決着になっている現状がある。いくらなんでも早すぎるのではないか。人生において大変重要な意思決定であるため、今読んでいるあなたは、本書を読んで是非慎重に納得のいくご判断をこれからして頂ければ幸いだ。

　ウェルビーイングの話に戻すが、人生の時間の大半を費やして働くということは、当然ながら健康であることが前提である。健康でなければいくら高い能力や知識が豊富であっても、パフォーマンスを発揮することは難しい。では、その健康とは何かと考えたときに、WHO の考えでは、「病気でないことが健康だということではなく、身体的、精神的、社会的に満たされた状態」と定義をしウェルビーイングと称した。

　この定義を、アメリカの調査会社ギャラップ社によると、5 つの要素に因数分解できるとしている。

1．Career Wellbeing：仕事の幸福。ここでいう仕事とは生計を立てるための仕事だけに限らず、奉仕活動、育児、勉強など「一日の大半を費やしていること」を指す。

2．Social Wellbeing：人間関係の幸福。信頼と愛情でつながっている人間関係を持っているかどうかを指す。

3．Financial Wellbeing：経済的な幸福。あなたの人生を支える資産をきちんと管理運用できているかを指す。

4．Physical Wellbeing：身体的な幸福。健康状態が良好で日々の生活を過ごすため十分なエネルギーに満ちていることを指す。

5．Community Wellbeing：地域社会での幸福。地域のコミュニティと深くかかわっていて、つながっている感覚があるかを指す。

これらすべてがウェルビーイング全体を構成している要素になる。
それぞれ5つを言い換えると、

　　1．キャリア　　　：やりがい、ワークライフバランス（時間）
　　2．ソーシャル　　：人間関係
　　3．フィナンシャル：お金（年収）
　　4．フィジカル　　：健康
　　5．コミュニティ　：地域社会とのつながり

これらは、その時の状況によって優先する要素が変わる。

つまり、幸福を構成している5つの要素のうち、その時々によって優先度が高くなっていたり、低くなっていたりすることがあり、幸福の基準が変化するものだ。

例えば、前職で人間関係に馴染めず、パワハラ・セクハラのようなことをされて退職し転職を検討している人は、当然ながら前職とは違う、人間関係の良好な職場を求める。また、年収を1円でも上げたいと考える人は、それを最優先に自分を評価していただき提示額の良い企業を選択するはずだ。もしくは、納得のいく評価システム、年収増加が期待できるところを選択する。

子育て中、親の介護、残業過多、自分の趣味や余暇に時間を費やさなければならない人は、プライベートな時間の確保を求め、職場を探す。

社会貢献性が強い人は、年収とは別に人や社会に役に立っている、困っている人を助けられる仕事に就くはずだ。

これは年代によってライフイベントの流れに沿って変わるものである。人それぞれライフイベントの進行が異なるため、個々によるものである。特に近年はワークライフバランス、サービス残業の見直し、在宅勤務の普及などダイバーシティ社会に変わってきたため、選択がしやすくなったと言える。

本書を読んでいただいている20代、30代の方は、一般的には専門性や経験と実績を積む成長期間であるため、読者の多くはキャリアを選択し、成長や、やりがいを重視していると思われる。

図表 1-5 の初職の離職理由を見て欲しい。

図表 1-5

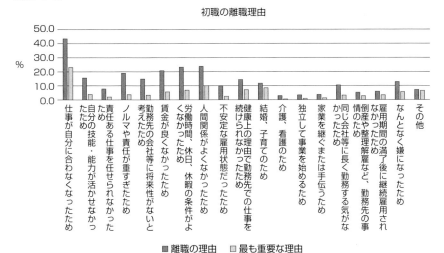

（出典：子供・若者白書　特集　就労等に関する若者の意識／内閣府／平成30年版）

　圧倒的に1番多いのは、仕事が合わなくなった。つまり、仕事に魅力を感じられないというやりがいの壁にぶちあたり、離職している。

　次に多いのが、人間関係が良くなかった。3番目は労働時間、休日、休暇となっている。このような結果を見る限り最初の就職である程度の話を聞き、情報収集をして入社したもののイメージしていた職場と異なってきたということが起きている。

　あなたの幸福は5つのうち、なんだろうか。

　折角の機会だ、現時点での自分の幸福を確認しておくことが重要である。

　残留や転職で内定判断で迷った時には、5つの要素のバランスをみて総合的に納得して判断をして欲しい。

　鈴木は、6年目を迎え、職場や仕事にも慣れ順調に来ている。たまたま、親しい友人が転職したということを聞き考えるきっかけとなった。鈴木は順調に勤めている。さらには、認定・専門資格を得られる年数に到達したこともあり、病院薬剤師としてさらなるキャリアアップを目指すため、自分の専門性を

伸ばすことを選択し、頑張る気持ちに至った。

　一瞬の不安はあったものの、転職に至るような理由がなかったのだ。むしろ、鈴木はこれをきっかけに前向きになれた。先々を知ることで不安を払拭し、自らの能力を高めていく道を決断し歩み始めることができた。他人の芝生が良く見えると言われるが、自分の価値観と照らし合わせて、納得のいく決断を人生の節目に行うことが極めて重要である。

1-4-2　職種と年収イメージの共有

　次に、主な職種と年収イメージの共有である。

　漠然とした不安に陥るのは、何となくわかっているけど、本当にそうなのか、実際は違うのではないかいうあやふやな情報で自己判断ができず不安定な状況になっているためである。ここでは、その不安というものを少しでも取り除きたい。予め断っておくが、一般論である。特別に年収が高い業界、職種のケースは、一部の方であるのでご容赦いただきたい。

　薬剤師としての働き口で、将来がある程度どんな年収イメージになるのか、

図表 1-6

薬剤師が働く主な就業先・職種の年収レンジ

就業先・職種	年収レンジ		300	350	400	450	500	550	600	650	700	750	800	850	900	950	1000~
病院・診療所	300	800	▓	▓	▓	▓	▓	▓	▓	▓	▓	▓	▓				
調剤薬局	350	800		▓	▓	▓	▓	▓	▓	▓	▓	▓	▓				
ドラッグストア	400	800			▓	▓	▓	▓	▓	▓	▓	▓	▓				
企業																	
MR	350	1500		▓	▓	▓	▓	▓	▓	▓	▓	▓	▓	▓	▓	▓	▓
品質管理	400	600			▓	▓	▓	▓									
CRC	400	800			▓	▓	▓	▓	▓	▓	▓	▓	▓				
CRA	400	800			▓	▓	▓	▓	▓	▓	▓	▓	▓				
薬事申請	300	1000	▓	▓	▓	▓	▓	▓	▓	▓	▓	▓	▓	▓	▓	▓	
コールセンターDI	300	500	▓	▓	▓	▓											
メディカルライター	400	800			▓	▓	▓	▓	▓	▓	▓	▓	▓				
管理薬剤師(倉庫等)	350	500		▓	▓	▓											
コンサルタント	500	1000					▓	▓	▓	▓	▓	▓	▓	▓	▓	▓	

（出典：株式会社ウィーク調べ）

理解することでその不安は解消することができる。**図表 1-6** に、縦軸に薬剤師が主に活躍している職種と横軸に年収のイメージをまとめた。この表で伝えたいことは 2 点ある。

1 日本の平均年収と薬剤師の年収

2019 年度民間給与実態統計調査によると、日本の給与所得者の平均年収は、436 万円であった。それと比較して、薬剤師の平均年収は、約 561 万円であった。薬剤師は、全国平均を上回っているのだ。それゆえ、薬剤師資格が安泰と言われる所以でもある。業種業界でみると、新卒時にスキル、経験がないのに年収差がある。この差というのは、業界差で始まる。病院で 300 万円くらいと言われている、ドラッグストアで 400 万円ほどのスタートとなる。詳しく本書では説明しないが年収を考える上で、どこで働くのかということが重要であるということを覚えておいていただければよい。友達に誘われたから、面接した人が良かったから、年収が良かったからなど、安易な判断で勤めることは気を付けて欲しい。仮に薬剤師になり仕事内容にこだわりがなくどこでも良いという人は、上昇している会社や業界に身を置いて働くことをお勧めする。

2 年収の壁 700〜800 万円

もう 1 つは、どこの職種でも 700〜800 万円の壁がある。薬剤師に限ったことでもない。一般的なゴールはここであると考えても良い。この年収は、一般的には実績・評価と共に年齢や役職で、課長・部長クラスに匹敵し、組織マネジメントができる人の金額である。しかしながら、薬剤師の場合、例えば薬局やドラッグストアで勤務している薬剤師は、管理薬剤師・店長やエリアマネージャーで 700 万円を超えることが多い。これは業界特有の評価によるもので、その世界では評価されているものの、別の業種・業界となると評価をされないことが多い。同業界にいるのであれば、同じものさしで測ってもらえるが、ものさしが変わった時の本当の自分の価値はどの程度なのかは、理解しておく必要ある。

　例えばMRは、御用聞き営業、資料作成の制限、接待営業制限など営業活動の規制が強く有名である。一方でご承知のように年収がとても高い。しかしながら、他業種の求める営業スキルと極度にギャップが大きい職種であるため、キャリアチェンジの転職は十分に注意が必要である。

1-4-3　病院薬剤師のキャリアアップ

　鈴木の2つめの相談事として、今後のキャリアアップについてであった。

　彼の現時点でのマーケットバリューは、30歳　急性期総合病院にて5年外科病棟に勤務し、臨床現場に従事している。後輩の指導、育成も担当している。勉強会にも積極的参加し、常に知識のアップデートを行っている。また、院内の委員会活動にも取り組み病院内の貢献活動も意欲的である。

高まる病院薬剤師マーケットバリュー

　病院薬剤師は、定性的な評価で申し訳ないのだが、薬剤師の中でも相対的に評価されている職種だ。もちろん個々の培った経験やスキルによるところはある。しかし、中途採用において企業から要望される求人内容をみると、募集条件の中に病院薬剤師は、必須もしくは、歓迎要件に病院薬剤師経験者という記述が入ることがある。例えば、佐藤が転職したメディカルライターはじめ、CRA、CRC、コールセンター、クリニカルエデュケーター、その他、ヘルステック企業やコンサルティング会社、製薬企業、などの求人において幅広く見受けられる。一方で、調剤薬局経験者、ドラッグストア経験者を求める記載はほとんど見受けられない。

　ところが、その病院薬剤師は、残念ながら毎年の卒業生の就職先のデーターによると、薬学部が増え卒業生が増加しているにもかかわらず、病院・診療所に就職している学生は年々減っている（図表1-7）。

　ついには、新型コロナウイルス感染症の影響もあり卒業生の5割が薬局を選択する事態になっている。特に新型コロナウイルス感染症による消費者の行動

図表 1-7

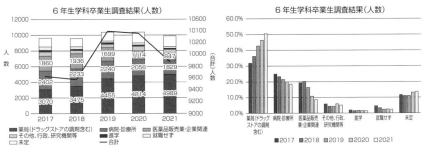

（出典：薬学出身者の就職動向／一般社団法人薬学教育協議会）

変容により、ドラッグストア企業は軒並み業績が上向いた。大きな資金を手にした企業は、保険調剤薬局の進出を活発化したことで、多くの学生を採用した背景となっている。

　病院・診療所は、ますます薬剤師の人員不足の問題に頭を悩ましており、これまで薬学部の増設を進めて薬剤師を増加させたにもかかわらず、その増員した分はすべて調剤薬局（ドラッグストアを含む）へ就職したと言わざるを得ない。逆を言えば、病院薬剤師が少ないため、ますます希少化が進み価値が上がってきていると言える。

病院薬剤師は、臨床経験、専門性を高めよう

　病院薬剤師が減少し、希少化が進み価値が高まっているのも事実だが、企業に評価される一番の理由は、臨床経験、専門性である。

　臨床経験において、医師、コメディカルスタッフとのチーム医療におけるコミュニケーションや直接患者と相対するコミュニケーション力が評価されている。特に昨今、企業側が注目しているのは対医師、対患者の声である。対医師においては、薬物治療においての意見交換、対患者においては、投与している患者の経過をみて訴えを直接聞いていることにある。

　例えば、製薬メーカーや、CSO 企業は近年、アドヒアランスの向上のため治療中の患者をサポートするプログラムサービスをスタートさせている。これ

は、アプリや IT ツールを使用し、処方後自宅で適切に服用を続けているか、服薬後の症状や体調悪化など発生していないかなどサポートし、治療効果を高めるというものだ。特に新薬や、希少疾患の領域で進んできている。この職種は、クリニカルエデュケーターやクリニカルスペシャリスト、ナースエデュケーターなどと言われ、看護師、薬剤師があらたに活躍する場が生み出されている。製薬メーカーが医療機関を通じて使用者である患者の声を収集し、開発・改善に繋げられるメリットや、薬の効果、副作用のエビデンスを集約し開発・改善に活かすことができる。

　専門性というのは、オンコロジーの領域や、希少疾患、難病の患者に対する薬の知識や実務経験である。なかなか、勤務している職場でその現場を希望して働くことは容易ではないとは思うが、もしそのようなチャンスに恵まれ可能性があるのであれば、チャレンジしていただきたい。実際は、病院の都合で配置されてしまっているとは思うが、面談で異動希望が叶うのであれば、自分がどのような領域に興味があり、プロフェショナルになりたいかということを意識して、早いうちに自らお願いすることが大切だ。どうしても医療現場の場合、指示・命令が多いところがあり意に沿わず流されてしまうことがある。鈴木は自らの専門性を高めるために残って目指すことを決めた。もし、その職場で自分の声が届かない、駒として扱われているといった問題があるとしたら転職することも 1 つの手段である。

エピソード ・・・・・・・・・・・・・・・・・・・・・・・・・・・・・

病院薬剤師から医薬マーケティング営業職への転職

　33 歳男性の竹中さんは、大学院を卒業し博士号を取得し、国公立の病院へ就職。その後、1 度転職し大学病院へ勤める。研究、論文は好きで率先して発表を行っていた。がん認定薬剤師も目指していたため、休みの日は講習も自腹で受講していた。病院薬剤師としての年収は 350 万円であったため、アルバイトで調剤薬局に勤めて生計を立てていた。しかし、年収が低く思い悩んでい

た。ある時、患者への服薬指導で薬の説明をすることがあり、製薬メーカーからいただいていたパンフレットを使用して説明をすることになった。いつも何気なく行っていたことではあったが、パンフレットやチラシによって説明しやすい資料、説明しづらい資料があることに気付き不便を感じた。年収の問題と年齢も進んでしまっていることに将来への不安を感じ、おもむろに転職活動を始めた。

　そうすると、メディカルライターという職があることを知り、パンフレットやチラシ等は、そのような職種の人が制作しているということを初めて知る。職種調査や企業調査をした結果、メディカルライターの魅力を感じ、応募を目指すこととなる。メディカルライターといっても、大きく分けて2パターンある。1つは、自社メディアを保有する自社メディア内のコンテンツ制作に注力したメディカルライター、もう1つは、医療専門の広告代理店で、自社メディアを持たず、WEB、動画、イベント、グラフィック制作といった様々なコミュニケーションツールを制作・運用するというライターである。5社応募をしすべて書類は通過したものの、面接で3社見送りとなり2社内定を勝ち取ることができた。そのうち、1社は医療広告代理店のメディカルライター、もう1社は、同じく医療広告代理店ではあったが、医薬マーケティングの企画営業職であった。営業職といっても何か飛び込みをして新規開拓をするということではなく、既存の製薬メーカーのクライアントに対して、企画提案をし、折衝したり、社内外の制作チームのディレクション業務を行う職務である。竹中は、じっとしているよりは人と話をしたり外出したりすることは好きであったため営業職とはいえ、抵抗はなく選択に悩んだ。

　年収は、どちらも希望の500万円以上の提示を受けたが、A社は500万円、B社の営業職は520万円＋業績賞与、さらに、裁量の幅が広くメディカルライターの業務も携わることができるということが面接でわかっていた。竹中は、茨の道ではあるが遅れた成長を取り戻すため医薬マーケティングの企画営業職を決断し、病院へ退職願いを申し出た。覚悟はしていたが、人員が少ない中での退職の申し出は、慰留や上司の怒りを買うことにもなり、申し出たあとの冷

たい扱いもあった。しかし、それらも含めて自分で決断した道であり退職受理後は事務的に事が進み、新しい一歩を踏み出すのであった。

・・

　竹中さんは、病院薬剤師としてももちろん成長しやっていける人財であった。彼は未経験ではあったが、採用企業に博士号の取得とコミュニケーション力が高いと評価された。他業界や会社を変更することで自分の経験やスキルを再評価してもらい、大幅な年収アップにつながった。

キャリアアップをするには評価する側のポイントをみる。

　評価は他人が決めるものである。この原理原則を押さえて、自分の価値観と照らし合わせながら自分のキャリアを考えてみよう。今いる職場が不満、もしくは、評価を得たいのならば上司に相談しよう。今、何が足りず、何に取り組んだら改善するのか、納得のいく形を見いだしてみる。今いる職場で評価されないのであれば、転職先を考えてみよう。しかし、環境を変えても評価されないことも当然ある。むしろ下がることも当然ある。今いる職場を先に退職してからゆっくり考えるということではなく、働きながら考えて行動するということを前提に検討することをお勧めする。

　病院薬剤師でマーケットバリューを高めたいのであれば、他の病院、製薬メーカーやバイオベンチャー、ヘルステック企業やコンサルティング会社などがどのような職種で、どのような応募条件で募集をしているのか、事前に調査をするところから始めてみよう。他人が求めていない、社会が求めていない専門性や、自分の興味思考が強い分野を選択したとしても、そもそも他人から評価されにくい分野であればキャリアアップすることはできない。

　事前調査では、あなたが目指すキャリアアップを実現するために何に取り組んだらよいのか、求人票の応募条件の必須、歓迎要件、求める人物像をみることでより目的が明確になるはずだ。もし、自分でその作業ができないのであれば、村田のようなキャリアパートナーに相談してみることも 1 つの手段であ

る。

　病院薬剤師に就職する学生が減っていることは誠に残念であるが、本書を読んでいる読者の方には学生の方もいるかもしれない。病院薬剤師は、忙しい、休みがない、給与が安いなど、ネガティブなイメージが先行しがちではあるが、薬剤師にとってはやりがいがある仕事であり、企業からも評価を受けやすい職種なため、キャリアアップの選択肢は広がる。

　ぜひ病院薬剤師としてのキャリア形成も前向きに検討して欲しいと願う。

第2章

薬局薬剤師の
キャリアデザイン

Case 2

　大前武は、32 歳。上昇志向の強い親分肌な男である。メンバーを引っ張る力もあり、会社でも評価を受けている人財だ。そんな大前は現在、全国にチェーン店舗展開をしている調剤薬局に勤めている。30 歳の時に管理薬剤師になり、結婚もした。昨年子どもが生まれて１歳未満のお子さんを抱えている。夫婦共働きで奥さんも薬剤師ではあるが今は育休中だ。趣味は、ガジェット好きで、新しい IT 製品や家電がでるとどうしても欲しくなり購入してしまう。インテリアや服装にもこだわりがあり、とにかく新しいものが好きなところがある。そんな大前だが転職を考えていた。性格的に誰かに相談することが苦手でいつも自分で考え、行動してきた。そんな大前は、もっと年収を上げられないかと考えていた。

　というのも、結婚し、子どもが産まれ、これからの人生について考え始めていた。今、年収 650 万円でそこそこ貰えていると思っているが、もっと上昇させていきたいと考えていた。また、総合病院の門前薬局ということもあり、枚数をこなすため１人１人の患者さんに向き合っている実感が薄れてきていることも感じていた。

　会社の評価が悪いのではないか、もっと俺はできる。もっと評価をもらえるのではないかそう思っていた。

　インターネットで薬剤師の求人を検索すると、ハイクラス、高収入の文字が目に飛び込んできて気になってくる。

　仕事から帰りテレビをつけるとしばしば転職サイトのＣＭが流れては気になり始めていた。

　そうだ！

　まずは、自分も情報収集も兼ねて転職活動を始めてみようと思い、登録してスカウトを待つことにした。大前は、英語は、TOEIC650 点程度あ

り、薬局薬剤師としては順調にキャリアを積めたと思っている。今の店舗も管理薬剤師兼店長として薬剤師5名、事務3名のマネジメントも上手くいっている。大前は、予防医療に興味がありIT企業への転職ができないものかと思っていた。

　さっそく休みの日にお気に入りのパソコンをあけ、登録情報を入力し始めた。

　結構書かないといけないんだな……。心の中でそう思いながら、これまでの職歴と自己PR、希望年収欄には700万円以上と選択し、返事を待つことにした。

　ところが2週間くらい待ってみたが、思いのほかスカウトメールが来ない……

　来るのは、700万円以上相談可全国ラウンダーいかがでしょうか？全国転勤可能でしょうか。といった案内が来る程度だ。

　大前は、家庭もあるため引っ越しや出張は考えていなかった。

　なんでだ……こういうものなのか。苛立ちと焦りが込み上げてくる。さらに1週間待ってみたが、スカウトメールは増えない。どういうことだ？登録したサイトを間違ったのかな。

　そして、1通のメールが届いた。

　「キャリア相談からはじめませんか。」そこには、求人案内はない。

　メールの文にはこう書かれていた。

　「はじめまして、キャリアパートナーの村田と申します。

　宜しければ、キャリア相談をしませんか。転職市場の動向であったり、年収の相場、その他何かお悩み事などありましたら1時間程度WEBでお話しませんか」

　大前は、周りの知人に相談するのは嫌であったが、このまま待っていても時間がもったいないと思い、ここは一度話を聞いてみようと思い返信を

した。

（WEB面談当日）

「本日はお忙しい中ありがとうございます。村田でございます」

「大前と申します」

「本日は宜しくお願い申し上げます。それでは早速ですが、始めさせていただきます。お名前の確認ですが、大前武さんでよろしいでしょうか」

「はい」

「本日は貴重なお時間をいただきましてありがとうございます。今回は求人の紹介ではなくキャリア相談ということでお時間をいただきましたがお間違いないでしょうか」

「はいそうです」

「では、本日は大前さんの疑問やお悩みが少しでも解消できたらと思います。大前さんから今日特に聞きたいことはありますか？」

「はい。実は年収をもっと上げたいと思っています。正直今の労働時間と年収が見合っていないと感じておりましてもっと年収を上げたいと思っています。それと、キャリアチェンジをするならば、今しかないとも思っているので、情報収集の活動を始めたところです」

「年収を上げたいのですね。ちなみに現在どのくらいで、どのくらいの年収にしたいのですか」

「今は650万円くらいです。700万円以上にしたいと思っています」

「なるほど。700万円以上にしたいのですね。その他何かご要望はありますか」

「できたらですが、調剤薬局でしたら今よりも残業は少なく、小さな子どももおりますので完全週休2日制だといいなと思っています。それと予防医療に興味があり、薬剤師としてこれまでの経験を活かせるならば企業へ転職することはできないかと思っております」

「なるほど。では、もう少しいくつかお伺いしても良いでしょうか」

「はい」

「まず、先ほど労働と見合わないというお話でしたが、現在残業はどのくらいあるのでしょうか」

「月平均30時間くらいになりますでしょうか」

「なるほど30時間なんですね。勤務体系はどんな感じですか」

「週休2日制のシフト制ですね。土曜日が午前中あるので、日祝休みです」

「それから、大前さん700万円以上が欲しいということなのですが、どうして700万円以上が必要なのですか」

「なんでかと言われると特にないです。家族も増えたし、今後のために多いところが良いと思ったのと、転職するなら今のタイミングでしかないと思いまして、今よりも良い条件があればチャレンジしたいという気持ちです。新卒からずっと勤めてきたので、他の会社もみてみたいです」

「かしこまりました。ところで大前さん、私に出会う前にいくつか紹介された求人はありませんでしょうか」

「ありました」

「どんなところがありましたか」

「ラウンダーや全国転勤といったご紹介が多かったです」

「そちらの方はいかがですか」

「正直、ラウンダーも全国転勤も考えておりません。実は今日はそれも伺いたくて。もう少し条件の良い管理薬剤師業務か、その他、企業案件などご紹介いただけないのかなと思っているのですが思っていたよりもご案内が少ないと感じています。」

「そうなんですね。まず、そのような案件が来てしまう理由は2つあります。1つは、希望に合致する求人がそもそもない。2つめは、自分の能力以上の給与額を提示しているということです」

「えっ、そうなんですか！」

「でも今日その原因を理解し、解決することで新しい一歩を踏み出せるきっかけになれたなと思いまして、スカウトメールをしました。

　まず、１つめですが、希望に合致する求人が少ないのでご紹介ができないという点です。ちなみに今お住まいのこのエリアで調剤薬局の転職を考えると管理薬剤師の年収の相場が 600〜650 万円となっています。ですから、現職は相場からしますと好条件の待遇かと思います。さらに 700 万円を提示できる薬局はなかなかありません。もしあるとすれば、個人経営の薬局や１人薬剤師であったりといったところになります。そのようなところもご検討の余地がありますでしょうか」

「う〜ん。そうなりますと少々難しいですね」

　大前は自分の理想と現実のギャップがあるように感じた。

「ちょっと全体を少し整理する必要がありますね。大前さん一番重要なのは年収ということでしょうか。私が思うに、転職をするしないを別として、今大事なのは将来を見据えた適正な判断をすることである気がします。

　まず、今の職場の待遇が労働と年収のバランスが取れているかという考え方として時間単価で検討してみると良いです。計算したことはありますか」

「ないです」

「それでは、ざっくり今いただいた内容で計算をしますと現在年収 650 万円　週休２日で年間休日が 120 日とすると、労働日数は、365 日− 120 日＝ 245 日　245 日× 8 時間/日＝ 1,960 時間になります。ここに残業時間が月 30 時間あるので、30 時間× 12 か月で、360 時間　合計の１年間の労働時間は、2,320 時間になりますね。年収が 650 万円ですから、割ると、2,802 円となります。これが現在の時給になります」

「なるほど」

「大前さんがおっしゃっていたご希望で、完全週休２日制で残業が少なく月平均 10 時間、年収 700 万円で計算すると 365 日− 125 日＝ 240 日　240

日×8時間/日＝1,920時間　10時間×12か月＝120時間。合計、2,040時間　3,431円となります。当たり前ですが、条件が揃っていますので時給も高くなりますね。

　では、年収650万円で年間休日数が120日だけど、残業が10時間しかないという場合を計算すると、1,960時間＋120時間で年間労働時間が2,080時間になります。そうすると、時給換算3,125円となります。

　そうすると今よりも条件を良くするするならば、完全週休2日制ではなくても残業が少なければ好条件になるということがわかります。もちろん、今の職場で早く帰れば実現できる話でもあります」

「なるほど。可視化するとわかりやすいですね」

「そうですね、年間休日数よりも残業が20時間減った方が、時給単価でみると割がよいということがわかります。毎日2時間早く帰宅できると、子育てや会食などできて有意義になりますよね。休日数は有給消化の調整でもなんとかなりますから、残業が少ない方が時給でみると生産性が高い働き方となります」

「そういう考え方の比較があるのですね」

「可視化による比較です。薬剤師の働き方は労働集約型のモデルであり、1時間当たりの時給換算でみると分かりやすいですね。単純に年間休日が多いということは魅力的ですが、1日当たりの残業が1時間でも2時間でも少なければ時間単位で考えると思いのほか、違った働き方、生き方が見えてくるものです」

「たしかにそうですね。結構1時間、2時間の残業があるかないか違いますね」

「2つめですが、大前さんが希望されている700万円は、一般的に手にしている人ってどんな人だと思いますか」

「経営コンサルタントですとか、MRでしょうか」

「おっしゃる通り、そのような職種もそうですね。あと、管理職、大手企

業でも課長、部長職クラスになってきます。大前さんが先ほど、企業の案件もご紹介いただきたいとおっしゃっておりましたが、これまで調剤薬局の業務を専門にやられてきていて、いきなり企業の管理職ポジションに未経験で採用されるということはまず考えられません。もし、どうしても企業へ転職されたいということであれば、年収ダウンを覚悟の上キャリアチェンジのチャレンジをすることになります。それでもされたいでしょうか」

「たしかにそうですね……、現状難しいです。」

「少々を希望を打ち砕いているような気がしてしまっていますが大丈夫ですか」

「いえ、大丈夫です。むしろありがとうございます」

「よかった。では、もう少し話を前に進めましょう。その他何か聞きたいことがあったりしますか」

「実は、趣味でパソコンが好きでプログラミングを今勉強しているのですが、今、売り手市場と言われているじゃないですか。未経験でもこれからやっていけたりしますか……？さすがに難しいでしょうか」

「絶対に無理とは申しませんが、正直厳しいです。相当な覚悟が必要ですよ。転職が難しい理由として、現在32歳であることと、実務経験が全くない未経験エンジニアを中途で採用する求人がほぼありません。よっぽど人手不足で、年収400万円以下まで下げても良いのであればあるかもしれませんが」

「そんなに下がるのですか、やっぱり無理ですね。笑　家族がおりますし」

「家族がいらっしゃるのであれば検討を見送るのが賢明です。キャリアチェンジをするのであれば30歳前がやはりタイミングでした。それと年収アップとキャリアチェンジは、なかなか両方は叶いません。家族がいるとさらにその決断は難しくなりますね。奥様の理解も含めてご決断いただくと良いと思います。

　年収アップとキャリアチェンジの実現をするには、キャリアチェンジを

する前に業界を超えて発揮できるスキルや経験を身に着けておく必要があります。それは、語学力であったり、分析力であったり、営業力であったり、マーケティング力であったりです。それが業界未経験で、多少不十分であっても経験を評価され期待値が持てるという状況になります。ちなみに大前さん、プログラミングで統計やデータ分析などはできそうですか」

「まだやったことはありませんが、やってみたいと思っています」

「なるほど、是非そちらはできるようになると良いですね。特に医療業界はビックデータの時代になってきています。患者分析や店舗分析、処方箋分析などできると大前さんの付加価値が格段に上がってくると思います。趣味でプログラミングをするのではなく、仕事に活かせるように努力してください」

「なるほど。わかりました。それからもう１つ宜しいでしょうか。今管理薬剤師になり２年目なのですが、このまま管理薬剤師、もしくはエリアマネジャーとして昇進を目指していくということになりますでしょうか」

「結論から申し上げますと王道はそのような道になりますね」

「そうなんですねぇ……」

「大前さんの場合、ここまで来てその道に歩める可能性が十分にあるのであれば目指すことも１つだと思いますよ。なにか気が進まないんですか」

「そうでもないのですが、なんとなくその道も見え始めていたのでそうなんだろうなと思っていたことが、今日話をしながらますます明確になってきた感じです」

「これは、ポジティブに捉えて大丈夫ですか」

「はい、大丈夫です！むしろスッキリしています。自分の判断が少し遅かったかなと思うところで反省もしています」

　大前は、スカウトも思うように来ず、もやもやしていたことが晴れてきた。現実を理解し、理想とのギャップに気付けたことは良かったと感じていた。

「まずは、今の職場で頑張るということです。厳しく聞こえるかもしれま

せんが、薬局薬剤師のキャリアとして管理薬剤師も１つのキャリアアップですが、まだまだ大前さんのような方はたくさんいらっしゃいます。もし大前さんがこのまま薬局薬剤師ではない道を選びたいのであれば、管理職側やバックオフィス側を目指すと可能性が広がります。例えば、エリアマネージャーやブロック長、支店長、バックオフィス側であれば、人事の採用担当、経営企画、M&A担当、店舗開発の営業、ご自身のプログラミンスキルを活かして社内の分析チームやシステムエンジニアなどが広がってきます。自社でキャリアを伸ばせれば、他社で評価されるスキルも身に付きキャリアチェンジの可能性は広がります。社内異動制度はないのでしょうか」

「あります。希望が通るかどうかはわかりませんが」

「せっかく大手企業にいらっしゃるわけで、ポジションはたくさんあるはずです。もし、異動が叶う可能性があるのであれば、声を上げて目指すのはいかがでしょうか。もしかしたら年収を下げられる可能性はあるかもしれませんが、それでも転職するよりは維持、それ以上の可能性だってあるはずです。目標としては、32歳ですので、できれば35歳、遅くても37、38歳くらいまでに3年程度の新たな職務スキルの実務経験が得られればいいですね。そうしますと、調剤薬局の会社以外で、応募ができる可能性が高まってきます。このまま、管理薬剤師を続けるのではなく、キャリアを上げていくことに、数年、努力していくことをお勧めしますね」

「なるほど！！そうですね！」

「ちなみにエリアマネージャーだって簡単になれるわけではないですよ。なれたら、おそらくは、700万円前後の年収になるのではないかと思いますが、見えない残業や心身ともに修行になることがありますね」

「たしかに、やりたくないという人の声は良く聞こえてきますが。笑」

「頑張りましょう！他人がやりたくないと思われる仕事こそ率先して。そして、みんなが憧れる上司になってください。それと、これは余談ですが、エリアマネージャーで終わらないことです。調剤薬局のエリアマネー

ジャーはやはり業界の特殊性が強いため、他業界の飲食や小売りのエリア
マネージャー、スーパーバイザー職への職種転換も難しいです。もちろん
逆もないです。ですからスーパーバイザーになり、自分の店舗を持たずに
フリーになった時に、特化したい領域を磨いてその先にいきましょう」

「なかなか、厳しいですが頑張ります」

「そうですね。元々中途採用は、即戦力採用です。年齢を重ねるごとに実
務経験者を求め、即戦力を求める傾向が強くなります。そのためどうして
も企業側の採用ハードルが上がり、転職の難易度が高くなってしまいま
す。キャリアチェンジで業界を変えたり、キャリアアップして年収を高く
していきたいのならば、職種の専門性やマネジメントスキル、経営者の視
点、英語スキルなど秀でた何かの専門性を伸ばす必要があります。大前さ
んは、なにか伸ばしたいスキルはありますか」

「マネジメントスキルを向上させたいです」

「良いですね。ちなみに、大前さんは独立なんてことは考えていらっしゃ
るのですか?」

「今はそこまでは興味が湧いていないです。ですが、自分が納得できる薬
局を目指すということになれば将来的にはあるかもしれません」

「そうなんですね。ちなみに、なぜ独立は今、しないとお考えなのですか」

「やはり、このご時世厳しいと思っています。M&Aが増加していること
もありますし、診療報酬改定や薬価引下げがますます経営を圧迫する。
よっぽどいい条件の立地や近隣の医療機関のドクターと関係を作らないと
経営は難しいと思っています」

「たしかにそうですね。大手調剤薬局の寡占化が進むともいわれています
し、店舗が過剰になってきているとも言われています。そうすると、やは
り大前さんは現職で昇進、昇格を目指したキャリアアップの選択が良い気
がします。しかしながら、またその過程でご自身の理想とする経営に目覚
めて独立したいと思う時がくるかもしれません。それまでに自身が持てる
納得のいく準備をしておくと良いと思います」

「そうですね。私もそう考えます」

「そうしたら、私からの最後に２つ準備のアドバイスがあります。

　１つは、自分の評価や立場を知るということが大事です。自分の立ち位置の確認です。上司と面談されていると思いますが、自分がどうなりたいのか、何が足りないのかなど確認することが良いです。やみくもに頑張っても評価されなければ意味がありませんし、時間を無駄にしてしまいます。もちろんその前に自分のなりたい姿、目標を描くことが大事です。これは早々にやった方が良いです」

「わかりました。それはそうですね。近々面談がありますので聞いてみることにします」

「それが良いと思います。２つめは、大前さんがマネジメントや経営に興味があるとおっしゃられたので、少なくても事業計画の立案・作成できる力を身に付けることです。例えば、エリアマネージャーやブロック長となってきたらそのスキルが必要です」

「たしかに」

「事業計画を作成するということは、収入、経費等理解する必要があります。最近はシステム化されて、データは比較的入手しやすい反面、すぐに見ることができるシステムであったり、本部が統括しているため深く考えない方が多い。しかし、やはり考え方、仕組みは理解する必要はあります。このような話をすると、簿記の資格やMBAが必要ですかと聞かれることがあります。資格を取るに越したことはありませんが、なくても知識は身に付きますので必要もありません。まずは、ご自身の店舗損益がどのようになっているのか。収入の分析や支出の分析をし、その他他店もみてみるのはいかがでしょうか。来年度の計画を細かく予想して作り、経営陣と話せる立場になれると良いですね。それと、もちろん現場のスタッフと店舗の状況を数字や計画で共有することも大切ですよ。経営陣の様子を伺っていては現場はついてきません。いかがでしょうか」

「そうですね。そうします！」

「今日のお話は以上ですが、何かご質問等ありますか」

「いえ、ありがとうございます。色々と今日は気付くことがありました。自分は年収を上げるためにいい条件のところはないかと探していましたが、自分のスキルの向上を見落としていた気がします。明日から改め直して頑張っていきたいと思います」

「良いですねぇ〜！どんな理由であれ、立ち止まって考えるきっかけにもなったと思います。私も応援していますので、何かありましたらいつでもご連絡ください」

「はい。ありがとうございます。宜しくお願いします」

　大前は、スッキリした気持ちになった。薬剤師の国家資格に合格したことで、将来への安心感を得たものの、順調に年収もあがり、管理薬剤師にもなりこのまま年収があがればいいななんて思っていた。でもここからが本番だ。むしろ出遅れた感があるということも分かった。

　今一度大黒柱として、家庭を支えつつ、40代に向けて仕事に打ち込まないといけない。

　奥さんの理解も必要だ。早速話をしてみることにした。

2-1 薬局薬剤師を取り巻く環境変化

2-1-1　薬局薬剤師を取り巻く現状

　現在日本には 30 万人を超える薬剤師がいる（**図表 2-1**）。薬剤師数は年々増加の一途にあり、この 20 年でおよそ 1.5 倍に増加した。ただし、増加の大半が薬局薬剤師という状況を見逃してはならない。平成 10 年と平成 30 年を比較すると、病院薬剤師の増加は 5 千人に対し、薬局薬剤師は 10 万人も増えた。

図表 2-1

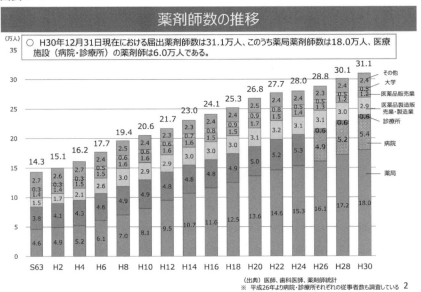

（出所：厚生労働省「薬剤師の養成及び資質向上等に関する検討会」資料（2020 年 7 月 10 日））

平成 10 年当時の 2 倍を超える人数である。

　この背景には医薬分業の進展がある。多くの医療機関が外来診療を院内処方から院外処方に切り替えたため、産業としての薬局市場は急速に膨らんでいった。

　図表 2-2 に、国内全体の処方箋枚数と薬局薬剤師 1 名当たり処方箋枚数の推移を示した。医療機関から発行させる処方箋の枚数は、伸びが鈍化してきているとはいえ、依然増加傾向にある。

　処方箋枚数に直接的に影響を与える外来患者数そのものは、64 歳以下の外来患者は減少しているものの、全体の外来患者数はおおむね横ばいで推移している（**図表 2-3**）。

　一方で薬局薬剤師 1 名当たりの処方箋枚数は、20 年前をピークに減少の一途をたどっている。高齢者人口と医薬分業率の増加により、処方箋枚数が増加しているとはいえ、それを上回るペースで、薬局薬剤師が増加しているためだ。

　薬剤師 1 名当たりの処方箋枚数が減り、さらに調剤報酬で技術料を引き下げ

図表 2-2

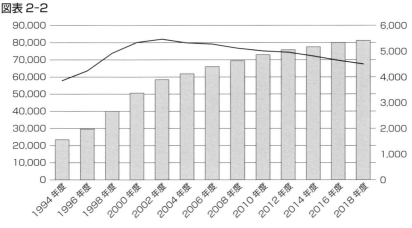

□ 処方箋枚数（万枚／年，左軸）　── 薬局薬剤師 1 名あたり処方箋枚数（枚／年，右軸）

（出所：令和 3 年度厚生労働白書及び平成 30 年医師・歯科医師・薬剤師統計より株式会社メデュアクト作成）

図表 2-3　外来患者数の推移

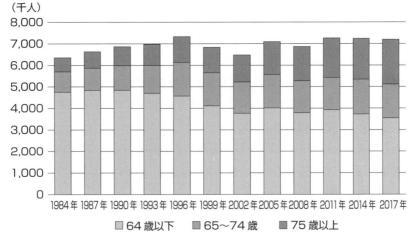

※外来患者数＝調査日当日に、病院、一般診療所、歯科診療所で受療した患者の推計数
（出所：厚生労働省「患者調査」より株式会社メデュアクト作成）

られると、調剤報酬から薬剤費を除いた粗利に相当する収益（人件費に充当する収益）はさらに減少する。薬剤師１名当たりの生産性はダブルで低下していくのだ。

　高齢者人口の増加と外来需要の増加はイコールではない。

　既に国内人口は減少局面に入っており、厚生労働省は、2025 年頃をピークに外来患者数が減少に転じることを見込んでいる。あくまで推計値になるが、既に 2020 年時点で 1/3 以上の二次医療圏では、外来患者数がピークを迎えている。

　外来患者数が減れば、必然的に処方箋枚数も減っていく。一方で、処方箋を受け付ける薬局薬剤師の人数は増えている。

　このまま進むと、いずれ需要と供給がクロスして、薬局薬剤師が余るようになることは容易に想像がつく。仮に薬局薬剤師が余らなかったとしても、同じ働き方をしているかぎり、人件費に充当する収益は減っていくため、薬局薬剤師の平均収入は下がることはあっても上がることは考えづらい。

図表 2-4

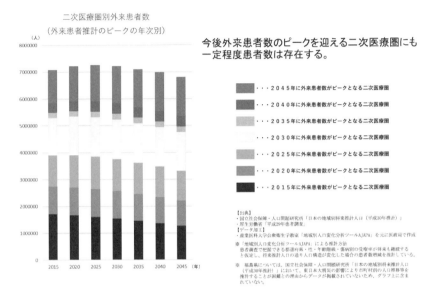

外来患者推計のピーク（年次別の外来患者数）

（出所：厚生労働省「医療計画の見直し等に関する検討会」（令和2年3月13日）資料）

　さらに、新型コロナウイルス感染症の拡大は、流れを一気に押し進めることとなった。**図表 2-5** は、ビフォアコロナの令和元年度と新型コロナウイルス感染症が猛威を振るった令和2年度の調剤医療費の伸び率である。

　見ての通り、調剤医療費は対前年比で2.6％減少した。処方箋1枚当たりの薬剤料は増加しているが、処方箋枚数が1割近く減少した影響だ。全国的に感染防止のための外来受診抑制が起き、さらに継続的な薬物治療が必要な生活習慣病など、慢性疾患の処方日数の長期化が進んだことが背景にある。緩やかに進んでいた環境変化を新型コロナウイルスが一気に押し進めた。

　「後発医薬品の使用促進策の影響及び実施状況調査報告書」（令和2年度調査）によると、生活習慣病の処方対象患者では、処方日数が4週以内の処方が減少し、5～8週、9～12週の処方が増加していた（**図表 2-6**）。小児科や

図表 2-5　令和 2 年度医療費の動向

■調剤医療費(電算処理分)の伸び率影響度　　　　　　　　　　(単位：％)

	令和元年度	令和 2 年度
調剤医療費(電算処理分)	3.7	−2.6
技術料	0.6	−1.3
薬剤料	3.1	−1.4

■薬剤料の伸び率

	令和元年度	令和 2 年度
薬剤料	4.2	−1.8
処方箋枚数	−0.1	−9.2
処方箋 1 枚当たり薬剤料	4.3	8.1

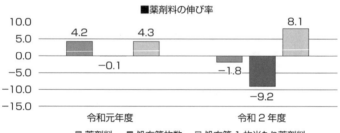

■薬剤料の伸び率

■ 薬剤料　■ 処方箋枚数　□ 処方箋 1 枚当たり薬剤料

(出所：令和 3 年 9 月 15 日中医協総会　資料)

耳鼻咽喉科では患者数そのものが大幅に減少した。

　コロナ禍は良くも、悪くも社会の価値観や行動を変えてしまった。さらに少子高齢化は、外来需要を減らしていく。大都市圏の外来需要が減少に転じるのはもう少し先になるが、早いエリアでは 5 〜10 年前から外来需要の減少が始まっている。

　2022 年度調剤報酬改定では、調剤技術料の対物業務に該当する評価は実質引き下げとなった。従来型のビジネスモデルの手法から脱却できない薬局は、年々経営が苦しくなっていくことが見込まれる。同じく環境変化に適応できない薬剤師もまた、その存在価値を失っていくことになるだろう。

図表 2-6　施設調査（医療機関）の結果⑫

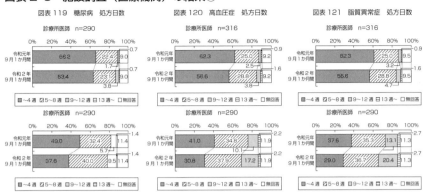

（出所：令和 2 年度調査「後発医薬品の使用促進策の影響及び実施状況調査 報告書（概要）」）

2-1-2　形式的な医薬分業からの脱却を

　2019 年 12 月に公布され、2020 年 9 月より一部施行された改正薬機法（医薬品、医療機器等の品質、有効性及び安全性の確保等に関する法律）、改正薬剤師法では、薬局の定義を「調剤を行う場」だけでなく、「薬学的指導を行う場」に位置付けた。さらに「調剤後の継続的な服薬指導、服薬状況等の把握」が義務として定められた。

　法改定の議論の過程では、本来の法改正の議論とは別に、医薬分業のあり方そのものについて話し合われることになった。議論が行われたのは、厚生労働省の諮問機関である厚生科学審議会の医薬品医療機器制度部会だが、この部会には医師会、歯科医師会、薬剤師会の三師会のほか、大学関係者、製薬企業・医薬品卸、患者会、マスメディア等の多様な立場の代表が参加している。それだけに「とりまとめ」として現状の医薬分業のあり方への苦言が報告されたことは、現在の医薬分業のあり方に対する世間の厳しい評価であり、薬局ならびに薬局薬剤師の存在価値そのものが問われている。

　下記は、薬剤師・薬局のあり方、医薬分業のあり方として、とりまとめに記

載された内容である。

> 　医薬分業により、医療機関では医師が自由に処方できることや医薬品の在庫負担がないことに加え、複数の医療機関を受診している患者について重複投薬・相互作用や残薬の確認をすることで、患者の安全につながっているという指摘がある一方で、現在の医薬分業は、政策誘導をした結果の形式的な分業であって多くの薬剤師・薬局において本来の機能を果たせておらず、医薬分業のメリットを患者も他の職種も実感できていないという指摘や、単純に薬剤の調製などの対物中心の業務を行うだけで業が成り立っており、多くの薬剤師・薬局が患者や他の職種から意義を理解されていないという危機感がないという指摘、さらには、薬剤師のあり方を見直せば医薬分業があるべき姿になるとは限らず、この際院内調剤の評価を見直し、院内処方へ一定の回帰を考えるべきであるという指摘があった。このことは関係者により重く受け止められるべきである。
> （厚生科学審議会（医薬品医療機器制度部会）「薬剤師が本来の役割を果たし地域の患者を支援するための医薬分業の今後のあり方について」より抜粋）

　とりまとめでは、「単純に薬剤の調製などの対物中心の業務を行うだけで業が成り立っており」と表現されている。医薬分業という政策誘導の波は、医療機関の門前に薬局を構え、処方箋を１枚でも多く受け付けること、そして素早く正確に薬を渡すことで利益が出るビジネススキームになってしまった。ただし、調剤業務は薬剤師免許がないとできない。そのため薬局業界は、薬剤師が医療の質にいかに貢献するかという、医療従事者としての本質的な部分に目を向けることのないまま、出店競争と薬剤師の獲得競争が行われてきた。薬剤師の医療従事者としての育成が、業界全体として後回しになってしまった点は否めない。

　こうした厳しい論調は、本報告書が指摘する以前から、これまであらゆる方面から何度も打ち出されてきた。そして年を追うごとに厳しい表現になっている。実際のところ、医薬分業に対する批判の声をまったく認識していないという薬剤師は少ないだろう。認識こそしているものの、打開するための打ち手を実行できないというのが本音ではないだろうか。

　いますぐに変わらなくても、これまで通り処方箋を受け付けていればそれな

りの調剤報酬が入ってくる目の前の事実は変わらず、まわりは皆これまで通りにやっている。リスクを冒してまで自分からチャレンジすることには躊躇するだろう。その結果、傍目には何か変わったように見えないまま時間が流れてしまった。「多くの薬剤師・薬局が患者や他の職種から意義を理解されていないという危機感がないという指摘」は的確な批評と言える。

　薬局経営者の立場になれば、調剤報酬を確保していかなければ経営が成り立たなくなる。本来の薬局薬剤師のあり方に政策誘導する動きは、これまでも幾度となくあった。しかし、あえて厳しい言い方をすれば、すべての薬局ではないものの、本来の目的、意義を考えずに抜け道を探し出し、形式だけ整えて調剤報酬を算定するといったことが、事実として行われてきた。

　2020年度調剤報酬改定では、対物業務から対人業務への構造的な転換が掲げられた。そして、対人業務への評価項目として、薬剤服用歴管理指導料への加算が新設されたが、算定にあたっては、指導の結果を医療機関に文書で情報提供することが要件に加えられた。薬局だけで算定要件を完結することができず、形式だけの指導では算定ができない仕組みになったのだ。

　日本の医療保険制度は医師をはじめとする医療従事者の性善説に基づいて作られている。端的にいえば、治療上の必要性から実施したことは保険請求できる仕組みである。特定薬剤管理指導加算2や吸入薬指導加算、調剤後薬剤管理指導加算などは点数のわりに厳しい算定要件という印象は拭えないが、いかに薬局が信頼を失っているか、調剤報酬を通じたメッセージとして受け止めている。

　もちろん調剤報酬で評価されていなくても、患者のために、薬物治療の質向上のために、地域医療のために、先進的な取組みをしている薬局もある。しかし、批判を受ける覚悟で述べれば、このような社会から求められている取組みに積極的な薬局経営者は、全体から見たらマイノリティーに感じられる。

2-1-3　求められる生産性と付加価値の向上

　医薬分業という外部環境の追い風によって薬局業界は急速に膨らんだ。まだ当時の勢いの香りが漂っている部分もあり、その時代を知る薬剤師はかつての栄華を忘れられないかもしれない。しかしこの章で解説したように、薬局を取り巻く外部環境が、ここ数年で大きく転換したことをまずは認識する必要がある。外部環境は薬局、そして薬局薬剤師にとって、明らかな向かい風に変わったのだ。対物業務中心の薬局、対物業務しかできない薬剤師は"オワコン"になっていくしかない。従来のやり方を変えられない薬剤師にとっては、厳しい時代が待ち受けている。

　ただし、風向きが変わったということは、体の向き、進む方向を変えれば、追い風にもなるということだ。年齢が高くなればなるほど、仕事のやり方、仕事への姿勢を変えることは難しいが、20代、30代は大胆に変化することが十分にできる。

　そこでキーワードになるのが、生産性と付加価値の向上である。2017年に厚生労働省から公表された「新たな医療の在り方を踏まえた医師・看護師等の働き方ビジョン検討会　報告書」は、2025～2030年頃の薬剤師を含めた医師・看護師等の姿を示しているといわれている。公表から4年が経過した現時点で見直すと、本報告書に掲げられた姿に着実に近づいている。

　薬剤師の本質がもっぱら調剤業務のみに止まることなく、6年間の教育を経て培われた専門的知見を生かし、人材不足に対応しうる効率的で生産性の高い業務にシフトしていくべきである。このため、調剤を主体とした業務構造を変革し、専門職として処方内容を分析し患者や他職種に助言する機能や、薬物療法のプロトコルを策定する機能を強化すべきである。これらを通じ、薬剤業務のプロフェッショナルとして、積極的にチーム医療の一員としてのプレゼンスを発揮すべきである。

　（中略）

　薬局においては、「かかりつけ薬剤師・薬局」の推進等の取組みが進められているが、今後の地域における薬局や薬剤師の機能は、患者・住民とのコミュニケーションの側面を中心に、大きく変容することが期待される。このため、時間的・物理的余裕を創出するために、調剤業務の効率化を推進すべきである。

　調剤業務のうち、機械化、オートメーション化できる部分については、効率化を進めるとともに、処方箋40枚につき薬剤師1名の配置等、処方せんの枚数に応じた薬剤師の配置基準は、実態及び今後の効率化の可能性を踏まえて見直すべきである。その際、欧米では既に主流となっている「箱出し調剤」の有用性を検証し、移行していくべきである。

　また、かかりつけ薬剤師については、薬剤師の多様な働き方を確保するため、実質的に常勤の薬剤師に限定されることのないよう、要件の見直しを図っていくことが求められる。それらの取組みを通じて、薬剤師が地域包括ケアの重要な役割を担い得る存在として、より高度で幅広い活動を行う専門職に脱皮していくことが必要である。例えば、保険者が行う糖尿病性腎症の重症化予防プログラムにおけるかかりつけ薬剤師による指導の役割などは、持てる能力を発揮する好例であると考えられる。

（「新たな医療の在り方を踏まえた医師・看護師等の働き方ビジョン検討会　報告書」より抜粋）

　まず注目したいのが、薬剤師は「効率的で生産性の高い業務にシフトしていくべき」と述べられている点だ。少なくとも、本報告書のなかで調剤業務は付加価値の高い業務として扱われていない。いまでも医師の指示通りの処方を、素早く、正確に調剤することにすべてのエネルギーを注いでいるような薬剤師を見かけることがある。もちろん素早く、正確に調剤しなくてよいとはまったく思わないが、それよりも優先順位が高い業務があるということだ。

　薬局薬剤師は「薬局並びに店舗販売業および配置販売業の業務を行う体制を定める省令」に定められた施設基準のとおり、1日平均40枚の院外処方箋に対して1名以上の薬剤師を配置しなければならない。

　厚生労働科学研究班「薬局・薬剤師の業務実態の把握とそのあり方に関する調査研究」が報告した薬局のタイムスタディ調査では、10薬局における処方箋1枚あたりの所要時間は9分50秒〜14分34秒となっており、薬剤師1名

あたり１日 40 枚の根拠と合致している。ただし、これは人の手を中心とした調剤がなされた場合だ。機械化、オートメーション化が進めば調剤業務は大幅に効率化できる。処方箋１枚あたりの時間が短縮した未来を想定すると、40 枚ルールが撤廃される可能性もある。少なくとも「新たな医療の在り方を踏まえた医師・看護師等の働き方ビジョン検討会」の報告書ではそれが提言されている。

　計数調剤はいずれ機械に置き換わってしまうだろう。監査業務も、法改正の必要はあるが、薬剤の識別精度が高まれば、いずれ機械に置き換わっていくかもしれない。実際、機械による薬剤の識別精度は年々上がっており、人の目を超えるのは時間の問題と考えている。以前、といってもここ５年以内の話だが、「機械も間違えることがある、薬剤師の目が一番信用できる」と某薬剤師から言われたことがある。"町の科学者"だったはずの薬剤師が、テクノロジーを無視して、精神論を主張するようになったら、言うまでもなく存在価値さえ疑わしくなる。

　計数調剤、計量調剤を中心とした対物業務にかかる調剤報酬が、改定ごとに評価を引き下げられていくことは、中央社会医療協議会（中医協）の議論の流れからも間違いないだろう。引退間際で、新しい時代に入る前に逃げ切れる世代の薬剤師は構わないかもしれないが、これから 30〜40 年働くことになる若い薬剤師が、近い将来機械に置き換わる可能性が高い業務（付加価値の低い業務）のスキル向上に努力し続けることは、キャリアアップ手段としては非常に効率が悪く、合理的な選択ではない。

　一方で、付加価値の高い仕事が何であるか、社会が、医療現場が薬剤師に何を求めているかは明確に示されている。これからの薬剤師は「専門職として処方内容を分析し患者や他職種に助言する機能や、薬物療法のプロトコルを策定する機能を強化すべき」ということだ。調剤業務が効率化され、院外処方箋40 枚ルールが撤廃されたとしても、それは調剤薬局の薬剤師を減らすためではなく、患者・住民とのコミュニケーションに注力できるような時間的・物理的余裕を創出するためと示されている。進むべき方向ははっきりしているのだ。

　薬局に勤務している場合、会社組織の意向があるので仕事を好き勝手にはで

きない。状況によっては調剤マシーンとして働くことを求められるかもしれな
い。だからといって自身のスキルアップ、キャリアデザインを勤務先に依存す
るというのは、筆者からみれば非常にリスクのある意思決定に映る。仕事とし
てやらなければならないことは、所属しているからにはきちんとこなした方が
いい。ただし、何を学んでいけばよいのか、どのような経験を積めばよいの
か、キャリアデザインは受け身の姿勢ではなく、自分の意思でつくっていく必
要がある。

2-1-4　医療の情報化にいかに対応するか？

　日本の医療業界はデータヘルス集中改革プランの渦中にある。

図表 2-7　新たな日常にも対応したデータヘルスの集中改革プラン

新たな日常にも対応したデータヘルスの集中改革プラン

データヘルス集中改革プランの基本的な考え方
○ ３つの仕組みについて、**オンライン資格確認等システムやマイナンバー制度等の既存インフラを最大限活用**しつつ、**令和３年に必要な法制上の対応等**を行った上で、**令和４年度中に運用開始**を目指し、効率的かつ迅速に**データヘルス改革**を進め、新たな日常にも対応するデジタル化を通じて強靭な社会保障を構築する。

▶３つのACTIONを今後２年間で集中的に実行

ACTION１：全国で医療情報を確認できる仕組みの拡大
患者や全国の医療機関等で医療情報を確認できる仕組みについて、対象となる情報（薬剤情報に加えて、手術・移植や透析等の情報）を拡大し、令和４年夏を目途に運用開始

ACTION２：電子処方箋の仕組みの構築
重複投薬の回避にも資する電子処方箋の仕組みについて、オンライン資格確認等システムを基盤とする運用に関する要件整理及び関係者間の調整を実施した上で、整理結果に基づく必要な法制上の対応とともに、医療機関等のシステム改修を行い令和４年夏を目途に運用開始

ACTION３：自身の保健医療情報を活用できる仕組みの拡大
ＰＣやスマートフォン等を通じて国民・患者が自身の保健医療情報を閲覧・活用できる仕組みについて、健診・検診データの標準化に速やかに取り組むとともに、対象となる健診等を拡大するため、令和３年に必要な法制上の対応を行い、令和４年度早期から順次拡大し、運用

★上記のほか、医療情報システムの標準化、API活用のための環境整備といったデータヘルス改革の基盤となる取組も着実に実施。電子カルテの情報等上記以外の医療情報についても、引き続き検討。

（出所：厚生労働省 データヘルス改革推進本部 資料（2020 年 7 月 30 日））

　その第１段として、2021 年 10 月からオンライン資格確認の本格運用が始まった。オンライン資格確認によって、支払基金・国保中央会のサーバーにつなぐことで、患者の資格確認等が迅速に行えるようになった。

　オンライン資格確認は、薬剤師の仕事に大きな影響を与えることが見込まれる。それは特定健診の情報、レセプト記載の薬剤情報が医療機関、薬局の端末で見えるようになるからだ。さらに令和５年には電子処方箋の導入も予定されている。他の医療機関の処方状況など、お薬手帳以上に精度の高い情報を確認できることになる。

　本来、患者の服用薬に関する情報を一元的に管理する役割を求められているかかりつけ薬剤師は、単に処方された薬を把握しているだけでなく、レセプトデータや処方箋に記載されていないような患者ごとの情報を把握、管理できているようでなければ、その立場の優位性を失うことになるだろう。

　さらにデータヘルス集中改革プランの ACTION 3 では、自身の保健医療情報を活用できる仕組みの拡大が予定されている。すなわち PHR（Personal Health Record）を各自が管理、活用できるようになる。これまでは患者の医療情報はセンシティブな個人情報のため、匿名化されていない情報を企業に提供することは原則あり得なかった。しかし個人が自分の情報を企業に提供することは問題なく、新薬の開発や患者サポート等に活用されることが想定される。患者自身が主体的に動くことによって、薬剤師の服薬指導よりも的確な情報が企業やコミュニティから提供される可能性がある。

　また新型コロナウイルス感染症の拡大が、薬剤師の仕事の変化を促している。オンライン服薬指導は臨時的な取り扱いとして、対象患者の要件を緩和していたが、「規制改革実施計画 2021」（令和３年６月 18 日閣議決定）では、オンライン診療・オンライン服薬指導の特例措置の恒久化として、下記のように示した。

　・オンライン診療・服薬指導については、新型コロナウイルス感染症が収束するまでの間、現在の時限的措置を着実に実施する。

・オンライン服薬指導については、患者がオンライン診療又は訪問診療を受診した場合に限定しない。また、薬剤師の判断により初回からオンライン服薬指導することも可能とする。介護施設等に居住する患者への実施に係る制約は撤廃する。これらを踏まえ、オンライン服薬指導の診療報酬について検討する。

・オンライン資格確認等システムを基盤とした電子処方箋システムの運用を開始するとともに、薬剤の配送における品質保持等に係る考え方を明らかにし、一気通貫のオンライン医療の実現に向けて取り組む。

（関係部分抜粋）

　この一連の流れの中で、2022年度診療報酬改定でリフィル処方箋が認められたことは日本の外来診療に大きな影響を与えるかもしれない。

　リフィル処方箋とは、一定の期間内であれば繰り返し使用可能な処方箋のことである。

　リフィル処方箋によって何が起きるだろうか。リフィル処方箋のメリットは、患者は定期薬をもらうために毎回外来を受診する必要がなくなる、医療費の軽減が期待できる、（大病院が）再診の外来患者を減らすことができるといったことが挙げられている。

　ここでポイントになるのが、患者行動がどう変化するかだ。これまでは外来を受診して処方箋をもらったら、そのまま近くの薬局で薬を受け取ることが、合理的な行動パターンだった。しかし、今後は毎回外来を受診する必要がなくなり、薬だけ貰うことができる。その際相性が良いのがオンライン服薬指導である。オンライン服薬指導であれば、薬局にさえわざわざ足を運ぶ必要がない。オンラインで薬剤師のチェックを受け、郵送ないし宅配で薬を受けることができる。

　その状況が起きると、処方箋を門前薬局に持っていく必要はなく、門前薬局の立地の優位性が失われてしまう。立地の優位性だけで処方箋を集めていた薬局は苦しい立場に追い込まれるかもしれない。

2-2 しっかりとデザインされたキャリアを歩む

2-2-1　一般的な薬局薬剤師のキャリアパス

　薬局薬剤師と同じ括りにまとめられても、勤務している薬局によってキャリアパスは大きく異なる。特に企業規模による差は大きい。薬局を大規模チェーン薬局、中規模薬局、小規模薬局に分けて、一般的なキャリアパスとメリット、デメリットについてまとめた。

1　大規模チェーン薬局
　多店舗展開しており、上場している企業もある。大企業として社内体制が構築されており、薬局以外の部署への異動も可能になる。

《キャリアパス》

一般薬剤師➡管理薬剤師➡エリアマネジャー➡ブロック長➡本部長（役員）
　⬇⬆　　　　⬇⬆　　　　　⬇⬆　　　　　　⬇⬆
管理部門（人事、総務、経営企画など）
研修・教育部門
他事業部門（介護事業など）

　入社３〜５年程度で管理薬剤師にステップアップすることが多い。その後も薬局に関わっていく場合は、10店舗程度を管理するエリアマネージャーや、全体を統括するブロック長、本部長へと役職が上がっていく。
　薬剤師として現場業務を行うだけでなく、管理部門や研修・教育部門に異動

すること、薬局以外の事業を任されることもある。現場を離れてしまうと、薬剤師というよりは、ビジネスパーソンとしてのキャリアを積むことになる。

≪メリット≫
- ・研修が充実している
- ・最新設備が整っている
- ・薬剤師業務以外の仕事への異動が可能
- ・福利厚生が充実している

≪デメリット≫
- ・特化した業務しか経験できない
- ・地域に密着した取り組みが難しい
- ・裁量が小さく、意思決定が遅い

　大規模チェーン薬局の良い点は、なんといっても充実した教育研修機会と最新の調剤設備、運営を経験できることだろう。福利厚生も充実していることが多く、結婚や出産等のライフイベントへの対応も良い傾向がある。

　ただし、企業規模が大きくなるほど、現場の裁量は小さくなり、現場の改善案もなかなか通りづらく、意思決定にも時間がかかるようなる。大企業になるほど地域密着とはかけ離れてしまう傾向も否めない。また一般的に大企業になるほど職務が細分化されてしまうことが多い。薬局運営に必要な幅広い経験をするという点ではマイナスになる。

2　中規模薬局

　5〜20店舗程度を運営している薬局で、中小企業基本法で定義する中小企業者の範囲におさまる程度の企業規模になる。エリアを管理する者がいない場合は、管理薬剤師の上は、経営者ないし役員になることが多い。

≪キャリアパス≫

一般薬剤師 ➡ 管理薬剤師 ➡ （エリアマネージャー）

　大規模チェーン薬局と比較して、薬剤師の採用力が弱いため、薬剤師免許を持っている者は薬剤師業務を優先される。そのため総務、経営企画などの管理部門に異動することは稀になる。

≪メリット≫
- ・裁量が大きく、幅広い業務を経験できる
- ・地域との関係性を比較的構築しやすい
- ・経営者との距離が近く、意思決定スピードが早い

≪デメリット≫
- ・社内の体制整備が十分でない
- ・教育研修体制が不十分なことが多い
- ・福利厚生が十分でない

　大規模チェーン薬局と小規模薬局の特徴を、良くも悪くも持っているのが中規模薬局になる。

　一般的に企業規模が小さくなるほど、業務が細分化されなくなるため、薬局運営に必要な様々な経験を積むことができる。大規模チェーン薬局よりも地域に密着した取組みもできるだろう。企業規模が小さいほど、社長ら経営陣と接する機会が増え、現場の考えを経営陣に直接伝えることも可能になる。経営者の考え方が店舗にダイレクトに反映されやすいので、薬剤師の仕事以上の経験を積むことができるかもしれない

　中小規模の薬局では、社内体制の整備が十分でないことが多く、業務の細分化や社内規則が明文化されていないことも多いため、1人1人の裁量が大きくなる傾向がある。仕事を任せてもらえることで、やり甲斐を感じられる機会も多いだろう。

3　小規模薬局

　1〜4店舗程度を小規模薬局とする。この規模の薬局では家族経営のところが多い。

≪キャリアパス≫

一般薬剤師 ➡ 管理薬剤師

　薬剤師として入職した場合、会社規模が大きくならない限り、ずっと薬剤師として勤務することが前提になる。管理薬剤師＝経営者の場合もある。

≪メリット≫
　・給与は高めになる傾向がある
　・経営者との距離が極めて近く、意思決定が早い
　・薬局運営にかかわる幅広い業務を経験できる
　・地域と密接した関係を構築しやすい

≪デメリット≫
　・研修機会が少ない
　・最新の設備を経験できない
　・社内の体制整備が十分でない
　・薬剤師が少ない場合は休暇が取りづらい

　一般薬剤師として入社しても、上役の薬剤師が退職や新しい店舗展開をしないかぎり、役職が変わる機会は少ない。経営者の理念、経営方針に共感して、一緒に会社を盛り立てる、大きくすることを目指すという考え方もできる。社員数が少ないぶん、幅広い業務の経験や、地域とより密着した関係を構築しやすいが、企業体力が弱いため、福利厚生は少なく、最新の調剤機器等に触れる機会は極めて少なくなる。

　自社で企画する研修機会は一般的に少なく、研修機会を得ようとすれば、薬剤師会や製薬メーカー主催の講演会、学会、セミナー企画会社による研修会等

が中心になる。

2-2-2　キャリアデザインとキャリアドリフト

　従来のキャリア論では、目指すキャリアゴールを定め、そこに向かって経験を積み重ねていくという考え方が主流だった。

　薬学部生の場合では、国家試験に合格して薬剤師になるという、シンプルでわかりやすい目標がある。国家試験合格というゴールを目指して、進級試験やＯＳＣＥ、卒業試験というステップを積み重ねながら一直線に取り組んでいく。まさに従来のキャリア論の姿である。

　しかし、いざ薬剤師になってからはどうだろうか。

　まずは新人育成プログラム等によって、薬剤師としての基本業務を身に付けるために努力したかもしれない。職場内のトラブルがないかぎり、キャリア上で迷いが生じるケースは少ない。

　しかし３〜４年が経過するとどうだろうか。日常業務を一通りこなすことができるようになり、一人前の戦力として認められる頃だ。この時期になると、職場に新たな目標を見出せなくなってキャリアに迷い始める者が現れてくる。これは薬剤師に限らない。

　そこで必要になるのがキャリアデザインである。

　まずキャリアデザインとは何か。デザインという言葉の意味を考えると、美しさや機能性などの目的を実現させるための立案、設計、創意工夫といった表現になる。そうすると、キャリアデザインとは、目的を実現するために設計したキャリアと定義することができる。

　キャリアデザインによって、それぞれがキャリアにおいて目指す方向性が定まっていく。そしてキャリアをデザインするタイミングは、けっして毎日試行錯誤するようなものではなく、節目でしっかりとデザインすることが重要になる。一方、もう１つの表題となっているドリフト（drift）は、漂うこと、流されること、漂流という意味がある。キャリアドリフトとは、漂流するキャリ

ア、流されるキャリアということだ。

　ここで伝えたいことは、節目にキャリアをデザインするということだ。そして節目にデザインができたなら、それ以外のときはキャリアをドリフトさせていく。節目を迎えたときに、自分がどのようなキャリアを歩みたいか。自らが目指したいと希望する方向が決まったなら（キャリアデザインができたなら）、今度はキャリアをドリフトさせて、向かった方向の流れの中で起きることに全力で取り組んでいく。そしてまた次の節目を迎えたなら、そこで再びキャリアをデザインしていく。

　もしキャリアデザインをせずに、キャリアドリフトだけの生き方を選択すると、自然の流れに身を任せ、会社に言われるまま、上司に言われるまま、どこに向かって流されていくのか自分でもわからない、まさに人生のドリフターズ（漂流者）になっていく。日本のサラリーマンは、伝統的日本企業の風習から抜け切れず、昔ほどではないにしても、会社任せのキャリアドリフトになりがちである。しかし、終身雇用は崩壊し、未来への不確実性の高い現代社会において、自分の人生を他人任せにしたいかどうかである。

　薬剤師になった者は、少なくとも人生の節目で明確なキャリアデザインを経験している。おそらく最初は薬学部への進学を決めたときだ。研究者を目指して進学した学生もいるかもしれないが、薬学部に進学を決めた時点で、多くは薬剤師になるというキャリアをデザインしている。そして薬学部入学後は、必須科目ばかりで逃げ場の少ない6年間の勉学に励み、学校から求められる進級試験、卒業試験、そして国家試験を乗り越えてきた。加えて、アクティブに学生生活を送った者は、部活やアルバイト、ボランティア活動など、大学生だからこそ味わえる経験をしながら、ひとりの大人として成長していく。これがキャリアドリフトである。

　そして就職という節目にあたっては、病院、薬局、ドラッグストア、製薬企業などの選択肢のなかから、自らが希望する業界に飛び込んでいくというキャリアデザインを行っている。

　では就職して最初に迎える節目はいつだろうか。

　このまま今の病院、薬局、会社で働き続けてよいのだろうかと悩みが出てきたときが１つの節目になる。それは年齢的なタイミングによって生じるものかもしれないし、結婚、出産などのライフイベントによって生じるものかもしれない。友人の活躍や同僚の転職等がきっかけで節目を迎える可能性もある。そのとき、いまの組織に残るのか、それとも新しい環境を求めて移るのか。頭を悩ますかもしれないが、キャリアデザインにあたっては、自分が将来どうなりたいのか、薬剤師としてどのようなキャリアを得ていくのかという方向感覚が重要になる。キャリアデザインは人生戦略といって過言ではないだろう。

　ただし忘れてはならないのは、各自には過去にデザインした色が付いているということだ。病院薬剤師、薬局薬剤師、MR（医薬情報担当者）など、過去のキャリアデザインを背負った上で、次のキャリアデザインを決めていかなければならない。いまの仕事をさらに深めていくのか、それともこれまでのキャリアを活かしながら横展開していくのか。横展開といっても転職する必要はない。別部署への異動や関連する新しい取組みへのチャレンジによって実現することができる。

　キャリアデザインによる方向が定まれば、再びキャリアドリフトに移行するが、キャリアドリフトはただ流されるだけではない。ドリフトの時期は、偶然起きるチャンスをキャッチアップしながら、自らをスキルアップする時期である。そのためには、固定観念に囚われず、広い視野をもって仕事に邁進して欲しい。新たなスキル、経験が身に着くことによって、さらなるチャンスが開け、もう１つ上のキャリアを目指すきっかけになるかもしれないからだ。

2-2-3　30代のキャリアミストとキャリアホープ

　金井壽宏氏は著書『働くひとのためのキャリア・デザイン』のなかでキャリアミスト（霧）とキャリアホープ（希望）について述べている。

　30歳という時期は、就職して５～６年が経過し、現場の中心的存在として活躍している頃だ。一通りの仕事を覚え、自信をもって仕事に臨んでいる時期

でもある。ところが、仕事や上司に不満はないものの、同じ仕事をずっと続けていくことに、なんとなくの不安が生じるという人は意外と多い。漠然とした不安を抱えながら、場合によっては退職してしまうこともある。そんな先がはっきり見えない、まさに霧のかかったような感覚をキャリアミストと表現している。さらに難しいのは、希望する仕事に就くことができても、今度は霧が晴れてしまったことで、将来への希望、すなわちキャリアホープが消えてしまうこともあるという。

　金井氏は30歳という節目となる時期の課題として「霧がかかっていてもやもやしているのはいやだ。しかし、霧が晴れると希望も拡散してしまうというジレンマがここにある。」と述べている。

　キャリアミストを感じている薬剤師は比較的多いのではないか。実際に30歳前後で、漠然とした不安を漏らしている薬剤師を見かける機会は多い。特に現在の薬局薬剤師の置かれている立場、外部環境を考えれば、不安を感じるのは当然かもしれない。薬局薬剤師や医薬分業への批判が起きていること、対物業務を評価する調剤技術料が減っていくであろうこと、対人業務をやりたくてもなかなか取り組めないこと、臨床経験・知識不足への不安、さらに薬学部が6年制になったことで、学資ローンの返済に追われている薬剤師も増えている。

　そんな漠然とした不安はいくつもあるが、そこに明確な解決策は見えず、1人の薬剤師として何ができるわけでもない（と考えている）。

　ではキャリアミストを感じている場合はどうすればよいのだろうか。

　筆者は所属組織や職種を問わず、信頼できるいろんな人と会話することを勧めている。エリクソンの発達段階説によれば、20〜30代は初期成人期にあたる。10代のときに確立した自分のアイデンティティを失うことなく、友人や恋愛相手、社会といった他者と親密な関係を構築することが求められる時期である。上司、友人、先輩らと、仕事のこと、人生のことを話し合っていくなかで、多様な視点、考え方があることを知ることができるだろう。そして不安の

根底にある問題がなにであるか、問題がわかれば不安の解決策も見えてくるはずだ。

2-2-4　薬局の外から薬剤師がどう見えているか

「薬剤師は視野が狭い」

他の職種からこのように指摘される機会は本当に多い。

薬剤師免許に限らず、保有資格は個人の発想を狭くしてしまうことがある。第三者もまた、有資格者に対して「医師だから」「薬剤師だから」といったラベルをつけることで、個人を保有資格で特徴づける傾向がある。こうした心理効果をラベリング効果という。人や特定の事象に対して、ラベルを貼ったことで明確な根拠もなく状況を判断し、相手を動かす、もしくは影響を及ぼしていく。

そしてラベリングされた事象にたいして、いつの間にか「そういうもの」だと思い込むようになる。

薬剤師免許を取得したことで、仕事を選ぶときに

・薬剤師免許を活用するものだ
・薬の知識を活用するものだ
・薬にかかわる仕事をするものだ

という考えに至っていなかっただろうか。

もちろん薬剤師として働く方が、薬に携わる仕事をする方が、時給等の雇用条件が良くなることは多いだろう。しかし、薬剤師として働くものだという思い込みによって、いずれもっと良い条件になる可能性のある仕事を見落としているかもしれない。

働き方においても同様である。最近は在宅医療が普及しつつあることで、以前と比較して外に出る機会が増えているかもしれないが、依然として薬局薬剤

師は、終日薬局の中で働いている人の方が遥かに多いだろう。そのため「薬剤師は薬局の中で働くものだ」という思い込みが生じやすくなる。

　さらに言えば、薬剤師という視野が狭い者同士が、調剤室という狭い部屋に固まって仕事をしているから、その視野の狭さに気づくこともできない。視野が狭いということは、自らの立場や固定観念でしか物事を考えられず、考え方も偏ってしまう。そしていつの間にか、薬局の中から見える社会の姿が、薬剤師が見ている社会のすべてになってしまう。

　薬剤師は、薬局の外で働いてはいけないとはだれが決めたのだろうか。薬剤師法に定められているとおり、薬局以外の場所で調剤をしてはいけない。しかし調剤以外の仕事をやることにはまったく問題がない。調剤は薬剤師の独占業務ではあるが、薬剤師は調剤以外をやってはならないと定めるものではない。

　もちろんここでは、薬局薬剤師は外に出て薬剤師業務以外の、これまでと別の仕事をしなさいと言っているわけではない。固定観念にとらわれず、視点を少し変えてみることで、これまで見えなかったものが見えてくるということを伝えたい。

　「医療」を考える場合も、薬剤師は薬というフィルターを介してモノ、コトを見てしまう癖が、本人も自覚がないうちについている。薬学部であるゆえ仕方がないのだが、6年間の薬学教育のなかで、"薬漬け"の勉強をしていると、医療の中心が薬物治療であるという錯覚に陥ってしまう。たしかに薬は医療費のおよそ2割という大きな割合を占め、重要な役割を担っていることは間違いない。しかし、医療はけっして薬物治療だけではない。あくまで医療の一部分である。

　薬剤師だけでなく、他の職種も、それぞれの視点、癖をもっている。ここに気付くだけでも、多職種連携のコミュニケーションは大きく変わるはずだ。

　余談だが、薬剤師は視野が狭いといったような薬剤師のネガティブな特徴を述べると、「何を言っている。薬剤師の視野は狭くない！」と先輩薬剤師から厳しい叱責の声をいただくことがある。そして叱責してくださる先生は、まわ

りが認める他称「視野が広い」薬剤師ではなく、決まって自称「視野が広い」薬剤師であることをオチとして付け加えておく。

2-2-5　チャンスは待つのではなく、つかみに行くもの

プランド・ハップンスタンス理論（Planned Happenstance Theory）というキャリア論がある。計画された偶発性理論と言われることもある。1999 年にスタンフォード大学のクランボルツ教授が提唱した概念だ。

プランド・ハップンスタンス理論のポイントは大きく３つある。

・個人のキャリアは、８割が偶然の出来事によって形成される。

・偶然の出来事、予期せぬ出来事に、最善を尽くして対応することの積み重ねによってキャリアは形成される。

・偶然の出来事を生み出すためには、積極的に行動すること、興味のアンテナを高く張っておくことで、自らのキャリアを創造する機会を増やすことができる

かかわる人や担当する仕事などに恵まれ、順調にステップアップしている人を「あの人は運が良いから」と評することはないだろうか。運が良いとは、言い換えれば巡り合わせが良いことである。プランド・ハップンスタンス理論は、そんな偶然の巡り合わせを計画的に作っていくという考え方だ。

薬剤師のＡさんは、偶然出席した製薬企業主催の講演会で、同じように出席していた大学時代の先輩Ｂさんと偶然再会した。そこでＢさんが企画する飲み会に誘われたので後日参加したら、偶然参加していた薬剤師のＣさんと初対面ながら意気投合して、地域医療を考える勉強会を立ち上げることになった。

結果だけを見れば、ＡさんとＣさんが地域医療を考える勉強会を立ち上げたのだが、もしＡさんが製薬企業主催の講演会に参加していなかったら、Ａさんは、Ｂさんと再会することも、その後Ｃさんと出会うこともなく、勉強会が立ち上がることもなかった。ＡさんとＢさんが同じ講演会に参加して再会したという、偶然の巡り合わせからすべては始まっている。偶然の巡り合わせを運ま

かせにせず、偶然を意図的に生み出していこうとするのが、プランド・ハップンスタンス理論（計画された偶発性理論）である。

　プランド・ハップンスタンス理論では、偶発性を受け入れるのと同時に、偶然の巡り合わせを引き寄せるためのアプローチとして、下記の5つが重要であるといわれている。

好奇心　Curiosity

　いろんなことに好奇心を持ち、視野を広げておくこと。そのためには、常日頃からアンテナの感度を高めておく必要がある。ひとは同じ情報に触れても、関心をもっていることしか目に入ってこない。アンテナを高く張っておくことで、新しいチャンスを見逃さないようにしたい。

持続性　Persistence

　失敗しても諦めず、継続して取り組むこと。良い巡り合わせ、そのきっかけになるタイミングはいつくるかわからない。いつ訪れるかわからないからといって、行動を起こさなければ可能性は常にゼロである。

楽観性　Optimism

　失敗してもポジティブに考えること。行動を起こしても、うまくいかないことはきっとあるだろう。むしろ失敗することの方が多いかもしれない。1つ1つの出来事を深刻に考えず、楽観的に、ポジティブに考えていくことがチャンスを広げていく。

柔軟性　Flexibility

　思い込みにとらわれて、行動や思考を狭めないこと。不測の事態があっても、態度や行動を変えながら、フレキシブルな姿勢で臨機応変に対応していく。

リスク・テイキング　Risk-taking

　リスクを恐れず行動すること。行動することは、お金、時間、労力などを費やすことになるが、結果が不確実であっても、ある程度のリスクは許容する必要がある。

　プランド・ハップンスタンス理論で大切なのは、偶然の出来事をキャリアアップのチャンスとしてとらえることだ。前述したようにキャリアは偶然の要素によって左右されるものが多く、偶然に対してポジティブなスタンスでいる方が良い巡り合わせを引き寄せやすい。

　同じ失敗したとしても、失敗は人生の経験値になるし、同じ失敗を笑いのネタができたとポジティブに発想できる人と、ネガディブにとらえて塞ぎ込んでしまう人と、あなたはどちらの人と一緒に仕事をしたいと思うか。同じ事象を、ポジティブにとらえるか、それともネガティブにとらえるか。この差は大きい。新たなチャンスは、人と人との縁によって形成される。同じチャンスを与えるなら、後ろ向きに考える人よりも、前向きに取り組んでくれそうな人を選択するのが人の心ではないだろうか。

　いろんなことに興味を持ち、柔軟な姿勢でリスクを恐れず、失敗しても継続して行動を起こしていく。たとえ今回はうまくいかなくても、明日は明日の風が吹くぐらいの楽観性をもって臨んでいくと、良い巡り合わせは偶発的に訪れるだろう。

2-3 キャリアパートナーの視点

プロファイル

相談者：大前武さん　32歳　男性　地方私立大学の薬学部卒

　　　　既婚　子ども１人

　　　　大手調剤薬局に勤務し、現在は総合病院の門前薬局で管理薬剤師２年。高年収求人に憧れて転職を考え始めて活動を始めてみる。

大前武さんの相談内容

①年収を上げたい
②管理薬剤師以降のキャリアはどうしたら良いか

2-3-1 年収を上げる４つの方法

　大前は年収を上げたい、生活も落ち着き今なら転職できるタイミングだと思い、転職活動を始めた。しかし、結果は転職をしないという決断に至る。転職活動は、転職ありきではない。

　薬剤師の多くの方は、自分で求人を探し、自分で応募するということをされている自己完結型の転職活動を行っているが、今の時代においては一般的ではない。自分で探せる情報収集には限界がある。もっとアンテナを高く、広く収集した方が良い。自分の色眼鏡だけで活動するよりも、他人の目やサービスを活用しなながら視野を広げ、時には思いもよらない求人に出会ったりしながら活動をしていくと良い。

　その上で、現職に留まるか、転職をするかを決めれば良い。退職が先となり離職中の求職者に出会うことがあるが、できる限りそれはしない方が良い。

　大前は、年収を上げようとしていた。年収を上げる方法は、4つしかない。

① 　昇進・出世する

② 　転職する

③ 　副業する

④ 　起業・独立する

　　※株、不動産投資、ギャンブルは含まず。

このうち、薬剤師（サラリーマン）として対応ができるのが、①〜③だ。

　そして、①と②は他人の評価を受けて年収が上がる。③は所属している会社が副業OKであれば、今の給料にプラスできる。④は、他人から評価を受けるが、顧客からであり事業が軌道に乗らないとプラスにはならない。つまり、年収を上げたいのであれば③の副業以外、他人からの評価をいただかないといけない。そうするとサラリーマンであれば、①昇進か、②転職の2つとなる。良い評価を受けて、年収をあげるためには、誰よりも専門性を磨き経験を積むということに他ならない。つまり、マーケットバリュー（**1-4** 参照）を上げる必要がある。

　次のセクションでは、自分のマーケットバリューを上げる前に行う準備をお伝えする。

2-3-2　マーケットバリューを上げる前の準備

1　自己分析

　何はともわれ一番最初に行わなければならないのは、自己分析による現状把握である。自己分析とは、現在の自分を客観的に把握・理解し、自分の価値観や長所・短所、興味対象などから自分の素質やタイプを知ることである。それを頭で理解するのではなく、言語化して文章整理をすることで相手に自分とは

どういうものであるのか、文章でも口頭でも伝わりやすくすることが必要だ。

とはいえ、いざやるとなると面倒くさい。

今すぐやる必要もないがこれまで一度もやったことがない方は、是非一度やっていただきたい。そもそも一般的には、就職活動の時に準備をしたことがある人がほとんどではないかと思う。そのため、何となく自分の特長を理解していることが多い。多くの人はその後、転職もすることがなければわざわざやる人も少ない。

薬剤師の場合は、この就職活動が比較的スムーズにいってしまうことも多いため、自己分析もままならず社会人として働き始めている人が多い。社会人になり視座も変わり、年数が経てば知識や経験が増えているため、当時の自分から変わってきているはずだ。

ハローワークインターネットサービスにて履歴書・職務経歴書の書き方が無料で掲載されている。その中に、2021 年 5 月に発行された、「職務経歴書の作り方」別冊ワークブック　書き込んで作ろう！職務経歴書作成のためのマスターシートというものがある。こちらで、自分の能力や長所・短所が整理できるワークシートが付いているので是非ご活用いただきたい。様々な指南書は多いが、こちらからダウンロードしていただければ十分だ。

https://www.hellowork.mhlw.go.jp/member/career_doc01.html

2　職務経歴の確認

職務経歴の確認というのは、自分がどの業界で、どの会社で働いていて、その会社のどの組織に属しているのか。さらにその会社でどのような職務、職位に位置しているのかというものだ。大変なことはない。過去の事実を整理するだけだ。職務経歴書を作成してしまえばそれで良いが、まだ転職意志が固まっていない場合は、簡易的に作成することをお勧めする。頭の中でわかっていることをこちらも言語に落として置くと良い。

（整理例）

・期間：〇年〇月～〇年〇月（〇年間）

・業界：経済センサスの業種を参考に

・会社：社名／どんな会社／所属組織名、店舗名など

・職種：職種／役職

・年収：年収／月収／賞与

大前の場合であれば

・期間：2014 年 4 月～2016 年 3 月（2 年間）

・業界：小売／調剤薬局

・会社：株式会社 A 調剤／大手調剤薬局／A 店（クリニック門前）

・職種：薬剤師／勤務薬剤師

・年収：400 万円／28 万円／64 万円

・期間：2016 年 4 月～2019 年 3 月（3 年間）

・業界：小売／調剤薬局

・会社：株式会社 A 調剤／大手調剤薬局／B 店（総合病院門前）

・職種：薬剤師／勤務薬剤師

・年収：475 万円／33 万円／79 万円

・期間：2019 年 4 月～現在に至る（3 年間）

・業界：小売／調剤薬局

・会社：株式会社 A 調剤／大手調剤薬局／B 店（総合病院門前）

・職種：薬剤師／管理薬剤師兼店長

・年収：650 万円／45 万円／110 万円

転職や、組織・店舗異動があった場合は、時系列に並べてみると分かりやすい。

　簡易的に自分の推移を整理すれば成長の過程がわかる。また、年収は、月収と賞与を分けた方が良い。会社により月収が低く、賞与が大きいところや、年俸制で 12 分割支給のところがあったりする。転職をする場合、賞与の査定が間に合わず半年後、1 年後に満額支給となったり月給が少なく月の手取りが少なくなるケースがあるので要注意だ。

3　キャリアパスの確認

　これは、すぐにわかる方とわからない方がいる。上司や人事に聞く必要があり面談時にしか相談できないことかもしれない。ただ、現時点での評価がどのようになっていて、今後どのようなことをクリアしたら昇進、昇格し、年収が増えていく仕組みになっていくのか伺い、自分で理解しておこう。そして合わせてそのキャリアパスは、どのくらいの期間がかかるものなのかも把握しておこう。

　例えば大前の場合、32 歳で 650 万円である。次回の人事でエリア長の話になれば、700 万円近くまで上昇しそうだということになれば残留することを考えても良い。しかし、次の昇格が 3 年後や、見通しは当面立たずいうことならば転職を検討してもよい。

　現職でのキャリアパスの確認は、転職をするかしないかの重要な判断材料になるので、早いうちから確認、理解しておくことがとても重要である。

2-3-3　求人探しのコツ

1　働く場所をどこにするか

　薬剤師は、働く場所によって年収が大きく異なっている。そのため一般的には考えなくても良いのだが、少しでも年収を上げたい方、実務経験のキャリアを作りたい方、また、20 代は特に身軽であるということもあり、働く場所にこだわりがない方は働く場所から検討すると良い。

　一般的に年収は首都圏、都市部の年収が高く、地方は低いという事になるの

図表 2-8

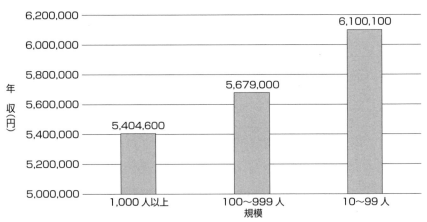

薬剤師の平均年収（規模別）

（出所：令和２年賃金構造基本統計調査／職種（小分類）、年齢階級別きまって支給する現金給与額、所定内給与額及び年間賞与その他特別給与額（産業計））

だが、薬剤師はその逆の傾向がある。しかし、首都圏、地方であっても地域差があるためどこで働くかは吟味していただきたい。

　詳しくは、「４章　4-1-3　薬剤師の年収と時給」をご覧いただきたい。それによると、首都圏でも都市部ではなく、隣接エリア。地方は、西日本・九州エリアではなく東北エリアというのが見えてくる。単純に、年収を上げたいのであれば地方をお勧めする。

　また、会社の従業員数による規模別で比較すると（**図表 2-8**）、薬剤師の勤務先は規模が小さいほど年収が大きくなり、規模が大きくなるほど年収が低い傾向にある。その差は、70 万円程ある。したがって年収を上げたい薬剤師は、地方勤務で規模の小さいところであれば高年収に出会える確率が高くなる。大前は全国転勤が NG であったが、大手チェーン企業では、中途採用求人で総合職の全国勤務がある。この場合会社都合の人員配置となるため、引っ越し代や家賃補助もつき、さらに地域手当もつき高年収が望める。そのため貯蓄は大変しやすい。

　高待遇最優先でも良いが、貯蓄の目的、その先のキャリアや将来をどうするかは是非決めて欲しい。また、上記のような働く場所による賃金差があるため、自分の年収がマーケットバリューのものさしと合わないものだとご留意頂きたい。

2　求人探しの方法

　働くエリアと会社の規模が決まったら、求人探しとなる。

　求人を探す方法は、大きく分けて２つある。

　１つは、自分で求人を探す方法。

　もう１つは、エージェントに探してもらう方法。

　さらに、１つ目の自分で探している求人の中には、

①　企業に直接応募ができる直求人

②　エージェントが案内している求人

の２つがある。

　求人探しもやり始めると面倒で、時間がかかる。そして、日々更新されていることもあり、常にサーチを続けることも大変だ。

①　企業に直接応募ができる直求人

　　興味、意中の企業や求人があったときは自分で応募してみると良い。ただし、書類の準備、人事とのやりとりは自ら行う。この中に、知人、友人関係の紹介から直応募するというケースも含まれる。こちらの場合は、採用される可能性や条件がよかったりする可能性が高い。しかし、落とし穴もある。知人、友人に声をかけてもらった。よく言えば、ヘッドハンティングされたと勘違いするものもおり、信頼して入社してしまうケースが多い。転職先の主には中小企業ということもあり、会社が軌道にのらず給与の遅延や、口約束ということもありトラブルに発展してしまい、再転職す

るという人も少なくはない。知人、友人だからと言って過剰な安心をせずにしっかりと調べて、確認して入社するようにしよう。

② エージェントが案内している求人

エージェントが案内している求人は、薬剤師の転職ルートとして多い。ほとんどの人が、自分で求人サイトで検索をして、希望と合致するような求人があったら応募する。応募すると、求人管理をしているエージェントから連絡きて、求人先の紹介をもらうという流れだ。きっかけは１つの求人で、その後エージェントと繋がることになるのだ。

信頼できるエージェントであれば、そこからその他の求人案内をもらうと良い。その際、注意して欲しいのが、エージェント任せにしないこと、安易にすべて応募意思を伝えないことが大事である。一気に個人情報は応募先企業に流れてしまうことになる。また、少しでも情報を流されたくない人は、個人情報を伏せたマスキング応募も不可であるときちんと伝えておくべきだ。同時期で同エリアで転職活動をしていると少ない情報でもある程度目星がついてしまう可能性がある。エージェント任せにせず、自分が管理をすることが鉄則だ。

もう１つエージェント経由の方法として、スカウトを受け取る方法だ。大前はＣＭをみてスカウトサービスを利用した。

転職サービスではいまや一般的であるが、薬剤師専門サイトでスカウトを受けられるサービスを提供している会社は少ない。求人媒体サイトの特長はそれぞれあるが、薬剤師専門サイトでなくても民間企業の転職サイトに薬剤師であっても登録することはできるのでお勧めしたい。

お勧めたい理由は、２つある。

１つは、特に、企業へ転職されたい方は欲しい求人に出会える可能性が高くなること。

２つ目は、民間企業の転職と同じレベルの転職支援、アドバイスを受けられることがある。ただ、２つ目についてはエージェント会社やキャリアパートナーによって得意、不得意があるので相談したい場合は、人を選ぶ必要があ

る。

　大手転職支援サイトでも強み弱みがあり、スカウトがもしかしたら少ないかもしれないが、自分が思いもしていない求人案件に出会えたり、新たな発見を得やすくなる。全く反応がなければ別のサイトに登録してみるというのも1つの手である。

　最近は、アグリゲーションサービスの求人サイトが出てきた。アグリゲーションサービスというのは、複数の企業が提供するサービスを集積し、1つのサービスとして利用できるようにしたサービスの形態であり、求人サイトの場合、ネットに掲載されている求人情報を自動でかき集めて1つの求人情報サイトにしているサービスである。例えば、有名な、indeed、求人ＢＯＸ、スタンバイ、Google お仕事検索などがある。これらは、インターネット上に掲載されている膨大な求人をまとめてくれているのでとても調べやすいサービスだ。もちろん利用者に料金もかからない。

　ただし、2つだけ注意点がある。1つは、1つのサービスにまとめているとは言え、すべてを網羅している訳ではないので過信は禁物。もう1つは、企業直接求人とエージェントが出している求人が混在しているため、どちらの応募先が良いのかを見極めて利用しよう。

　求人収集のための登録サイト数の目安としては、
　　一般の大手転職支援サイト（1～2）＋大手薬剤師転職支援サイト（1～2）＋その他
　種類の違う転職支援サイトを複数登録すると、求人の傾向がみえてくる。幅広く登録してうまく活用して欲しい。

3　職歴はしっかり、希望条件は控えめに

　スカウトを受けられるサービスがあるのであれば、職歴やメッセージ項目はしっかり書こう。あたり前のことではあるが、意外と書いていない人が多い。その際に、薬剤師に注意して欲しいのが、希望条件を細かく書かないことだ。

希望だからという書きたい気持ちもわかる。どうしてもすべての希望を満たさ
ないと転職しないということであればそれで良い。しかし、エージェント側の
視点からみれば、こだわりの強い面倒くさい求職者だと判断されることは間違
いない。イコール、企業に紹介しづらい人ということにもなる。求人媒体にも
よるがエージェント側は、登録している求職者がスカウトをどのくらい受け
取っているのか確認することができる。スカウトが届いていない方をみると、
共通して送られていない原因は細かすぎる希望であることが多い。

　例えば、薬局で正社員希望の場合、

　　勤務薬剤師　年収700万円以上、18時定時で残業ほとんどなし、通勤時
　　間30分以内、人間関係が良いところ、ご連絡はメールのみ

と記載している人がいる。

　いかがだろうか。おそらく求人案内は来ないと思って良い。

　もし、記載するのであれば、

　　最低年収500万円以上希望　19時まで対応可　残業は少ないにこしたこ
　　とはないがほどほどであれば問題ありません。通勤時間は、1時間圏内が
　　理想。また、在宅経験を得たいと考えています。

　探す側や企業側の立場になってみると選び白が広くなるし、新しい経験を研
鑽したい方なのかなと前向きな印象になる。転職して、将来、自分はこうなり
たい、こんな経験を積みたいと記載していると注目されやすい。

　スカウト機能を使って、うまくエージェントを利用、コントロールして欲し
い。細かい条件がある方は、スカウトではなく、自ら直接エージェントに相談
して、求人リサーチをしてもらうと良い。自分の思考とは違う出逢いの発見、
もしくは、同じような求人案件が重なれば他人から見られている点をある程度
把握することはできる。評価は、他人がするものという視点が大事なので、ス
カウトの有効活用で第3者の視点をキャッチしてみてはいかがだろうか。

エピソード ・・・・・・・・・・・・・・・・・・・・・・・・・・・・・・

27歳の女性薬剤師×プログラマー二刀流の挑戦

　学生の頃、プログラミングのゼミに在籍し言語を覚えた。その後、大手調剤薬局チェーンに勤めた。彼女は仕事の傍ら趣味の範囲で、仕事の効率を上げるために計算アプリを独自開発していた。開発したアプリは、自ら仕事で試してみたり、店舗のスタッフとも共有し実務レベルで活かすことができていた。ところが、大変忙しい店舗への異動があり日々の業務に追われることになった。元々体力に自信がないため、休日の日はぐったりとして疲れをとるので精いっぱいだった。プログラミングや他の知識をインプットする時間もとることができないと判断した彼女は、週休2.5日以上にしてプログラミングの勉強の時間の確保と、今よりも働きやすい職場を探す転職活動を始めた。これらのことをエージェントに相談しリサーチを依頼、薬剤師とプログラマーが両立できる求人探しをスタートさせた。そうすると、週休2.5日休みの在宅専門の調剤薬局と、もう1つ、街の調剤薬局とシステム開発会社の経営をしている会社に出会うことができた。週休2.5日、3日というのは、全国探せばあるのかもしれないが、首都圏ではまだまだ少なくパート扱いになってしまう。最悪は、時間の確保が優先であればそれでもかまわなかったが、まだ薬剤師としても経験が浅く、しっかりと経験を積む必要があったこと。将来もしかしたらプログラマーになりたいという要望があった。この願いを継続、実現させるためには、どうしても薬剤師と未経験プログラマーを脱却するため、実務経験を確保できる環境が必要であった。彼女はわがままな希望条件であるとわかっており、転職活動が長引くものだと考えていたが、結果として、正社員で週休3日の薬局へ転職を実現し、空いた時間は、IT関連資格の勉強や、システム会社からの依頼業務を行えることになり、二刀流の一歩を踏み出すことができた。

・・

2-3-4　キャリアチェンジの留意点

　エピソードの彼女は、27 歳で独身。趣味レベルではあるが、アプリを実用化ができていたことは評価できた。また、人柄も良く薬剤師としてもプログラマーとしてもどちらもやっていける可能性は十分にあったため、上記のような転職が実現できた。

　一方、大前の場合は、独学でプログラミングを勉強していたものの、32 歳で未経験は、相当転職は厳しい。もし、その夢を叶えたいと思うのであれば年収ダウンや働き方も覚悟の上、チャレンジするしかない。世の中、IT 人材、とかくエンジニア募集が売り手市場ではあるのはたしかだ。しかしながら、誰でもよいというわけにもいかない。未経験 OK というのは、人が足りないという背景の元、人材確保を求める一環として募集されている。さらに、会社で教育を行うということも前提になる。それなりの企業であれば研修体制も整っているが、小さい会社であれば間違いなく OJT 一択である。そして、エンジニアも労働集約型の職業であり、開発プロジェクトによっては納期が伴う。こうした、時間的制限の中で対応しなければならないプレッシャーの中で今まで培ってきた薬剤師キャリアを投げうって、新たに飛び込む世界なのかということをきちんと判断しなければならない。趣味程度の知識やノウハウは、あくまで趣味、副業の中で収めるべきだ。

　しかしながら、大前にもキャリアチェンジへの希望はある。それは、これから 3 年の実務経験を得ることができるかどうかである。彼は、データ分析、統計は好きであった。そうすると、最近はデータサイエンティストという職種、分野が注目されている。この職種はビッグデータ、機械学習、統計分析といった専門職なのだが、ここで Python というプログラミング言語が活きる。薬剤師をしながら、このような領域に磨きをかけるのであれば、新たなキャリアチェンジができる可能性はある。

　もし、キャリアチェンジを望むのであれば、以下のことに留意して欲しい。

キャリアチェンジの条件

1．できれば30歳前にすること
2．自己判断ができる状態であること
3．生活レベルに注意

この3点は、とても重要だ。

1つめは一般論で大変申し訳ないが、やはり未経験採用は原則30歳までというのが一般的だ。特に薬剤師がキャリアチェンジする場合は、業種、業界がガラッと変わる可能性があるため、自分が今の業界に合っているかどうかの判断は早めに決断する必要がある。薬剤師資格という保険があることは最大の強みではあるが、早めの決断は必要である。

また、薬剤師資格があるからといって、いつでも職にありつけるという甘い考えはくれぐれもやめた方がよい。キャリアチェンジをするならば覚悟もって早く一歩を踏み出そう。

2つめは、自己判断ができること。これもとても重要だ。主人公の大前は結婚をして子どもがいる。この状況での判断はとても重くなる。さらに、ここに住宅ローンを組んでいるならなおさら責任重大だ。結婚や子どものタイミングはある程度コントロールできるが、不測なタイミングで時計の針が変わることがある。少なくても、独り身で身軽なうちにやりたいことへのチャレンジをすることだ。たまに妻が稼ぎ頭であったり、チャレンジを尊重してくれる理解者であるケースがある。それであれば問題はない。

3つめに生活レベルには注意することだ。将来、キャリアチェンジを検討している人は、年収が上がることも下がることも検討しておかなければならない。万が一年収が下がった場合に、生活に影響がなければ問題はないが影響があるようであれば転職はできない。例えば、年収1,000万円以上のMRがリストラで早期退職となる。その時の生活レベルが、年収1,000万円で設計されており、子どもの受験や私立学校への入学、立派な家を購入しローンを組んでいる状態がよくある。ただでさえ、転職活動しても年収1,000万円を維持して

くれる職が見つからない。年収を下げたくても生活レベルを下げることができ
ない状況や、プライドや世間体を気にする方もいて、露頭に迷うことがある。
つまり、注意しなければならないのは、日ごろより年収が上がっても過度な生
活レベルには気を付ける必要があるし、給与所得者である以上、周りから見た
評価のものさしが違うことを理解しておく必要がある。

　なお、国税庁発表　令和２年分民間給与実態統計調査　によると、日本の民
間の給与所得者数は約 5,930 万人内、１年間給与を受けた人が約 5,250 万人
日本の平均年収は 433 万円　年間給与が 1,000 万円を超える人たちは、全体の
わずか約５％で、240 万人である（**図表 2-9**）。

図表 2-9

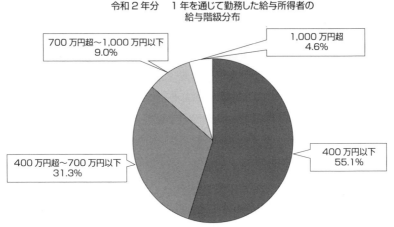

令和２年分　１年を通じて勤務した給与所得者の
給与階級分布

700 万円超～1,000 万円以下
9.0%

1,000 万円超
4.6%

400 万円以下
55.1%

400 万円超～700 万円以下
31.3%

（出所：令和２年分 民間給与実態統計調査／国税庁／令和３年９月）

　薬剤師は、概ね 31％の中に該当するが、さらに年収を上げたいと思う方は、
700 万超～1,000 万円以下の９％　1,000 万円超 4.6％を狙える人材になって欲
しい。

2-3-5　キャリア判断のリミットは33歳までを目安に

　大前は 32 歳管理薬剤師という状態にある。**2-3-4** でお示しした、キャリアチェンジの条件で言えば少々遅い。ホットな年齢は 30 歳までであるが、チャンスはある。32 歳の 3 年後は 35 歳。これに向けて一勝負できる最後の年齢だと考える。その後、35 歳、40 歳までという区切りで通過点を考えておく必要がある。

　20 代は知識、30 代は経験、40 代は人脈ということが言われるように、キャリアのベースが 30 代でほぼ決まる。早い人は 20 代で決めている。多くの人は、20 代、30 代で培ってきた知識や経験を元に 40 代以降を乗り切ることになる。そこから少なくても 20 年以上それで生きていくことになるため、20 代、30 代のキャリア形成がとても重要になる。そこで、一番重要なことは、実務経験だ。経験に勝る知識はない。もちろん知識は必要だが、経験の方が圧倒的に強い。

　例えば、32 歳の大前がキャリアチェンジで経営企画になりたいとする。

　そのために、経営・財務の知識が必要だと思い、会社を辞め MBA の取得を目指し 3 年通学する。一方で、B さんは、小さい会社ではあるが、ベンチャー企業の経営企画部門のスタッフとして入社して 3 年を経験する。

　35 歳になったときに、どちらも経営企画で転職したいと思った時、どちらが評価されるであろうか。答えは B である。そもそも応募条件において、必須項目と、歓迎項目がある。最近は学歴を問わないところも増えてきた。必須項目に、事業会社での経営企画経験 3 年以上、もしくは、コンサルティング会社経験者といった条件が記されていることが多い。一方で、MBA を必須にしているところはごく僅かだ。

　このように、実務経験年数を必須項目にしているところは多くあり、同じ 3 年を過ごすにしても実務経験を優先した方が良いというのはそのためである。実務経験で 3 年というのは、資格がなくても実務レベルで知識を習得し業務に

支障がないレベルと判断される目安期間のため評価される。薬剤師資格を取得している皆様であれば、理解は容易ではないかと思われる。

　35歳の壁という話を、あらゆる本や話で聞くことがあるかと思うが、35歳では正直遅い。35歳を迎える前に32歳が判断の分かれ道である。少なくても32歳台、つまり33歳までには判断をするべきだ。意外と早く人生の大きな決断が気付かぬうちに迫ってきているのだ。転職を12回行った経済評論家の山崎元氏は、「一生同じ会社で働きますか？」の著書の中で、28歳までに自分の職を決めよと仰っている。これは、一般的な民間企業においてのタイミングと解して、私も同感だ。しかし、薬剤師の場合は、少々早すぎるところがある。

　私が薬剤師のキャリア判断の目安を33歳までとする理由は2つある。

　1つは、現在の募集求人において実現可能な求人が存在していること。

　2つめは、35歳限界説を逆算したものとなっていること。

　何事にも実務経験の3年を経験するということになるからだ。実務経験3年の多少の割引は考慮の範疇だ。35歳になったとき、新卒から約10年同じような仕事を続けてきた人と、様々な経験を積んできた人との差が大きく生まれている。その差は何故生まれるのかと言えば、それぞれ培ってきた経験や環境が異なっているためだ。大前のように結婚をし、子どもがいて大黒柱になっている人もいれば、独身である人もいる。33歳まで派遣やパートで稼いでは、旅行や語学留学して過ごしてきている人もいる。学校を卒業し、同じスタートラインにいたはずの人が、社会人となって様々な人生を歩み始めているのだ。

　読者は、いかがだろうか。本書をきっかけに一度立ち止まってご自身の将来を見つめていただきたいと思う。

第3章

女性薬剤師の
キャリアデザイン

Case 3

「真紀、転勤が決まったよ」

「え！いよいよ決まったのね」

「ああ、すまないね」

「謝ることはないわよ、いつかはあると聞いていたし、でどこになったの」

「うん。東京だよ」

「あら！ほんと、楽しみだね」

　木下真紀は、1年前に結婚し、地元のケアミックス病院で薬剤師として勤務している。

夫は、製薬メーカーの MR で地元の知り合いの飲み会で出会った。その後、意気投合しお付合いをスタートした。お互いに話も合うし話題も近く、なにより距離感がほどよく、お互いに干渉することもない、居心地の良い仲だと思っている。結婚する前から、いつかは転勤があることは聞かされていたし、結婚後の心構えはできていた。

「真紀、4 月から転勤になるよ」

「わかったわ。明日、職場に退職の件を伝えるね」

「ごめんね。お願いします」

　翌日、木下は、職場に退職の申し出をした。結婚時より事前にいつかは引っ越しをするかもしれないと伝えていたことと、就業規則で 2 か月前に退職の申し出を確認していたのでトラブルもなくスムーズに受け入れてくれた。

　木下は、今はケアミックスの病院で 4 年目を迎えている。私立の薬学部を卒業後、地元のケアミックス病院から内定をもらい、U ターン就職をした。年は 28 歳。性格は大人しいが、人と会話をすることは好きで、好

かれやすいほうだ。一方で、優柔不断な性格で、緊張しやすい性格でもある。自分でもわかっていて、人に流されやすい欠点がある。高校生の時、人に感謝される仕事をしたいと考え、当時化学が好きで得意科目でもあったことと、親からも国家資格が取得できるのは良いことだと言われ、薬剤師の道を目指し進学した。大学生活は普通に可もなく不可もなく成績もとれ、特にこれといって自慢できることもないが無事に国家資格に合格し今に至る。

　ただ、木下はこれからどうしようかと考えている。病院薬剤師はとても楽しく、薬剤師になれてよかったと思っているし、特に患者からありがとうと言われ、地元へ貢献ができているというやりがいを実感していた。とはいえ、初めて退職・転職となるとこれからどうしようか悩む。就職活動の時は、地元に帰ることと病院で働くことを決めていたため、業界研究や企業研究などほとんどしていなかった。それが、社会人になったことや、結婚して生活環境が変わった。これからどのような人生や、キャリアを積んだらよいのか悩んでいたのだ。おそらく転勤は、夫の都合上あと、1回や2回は3年ごとにあるであろう。

　いつものように仕事が終わり、スマホをみるとLINEが1通届いていた。
「お久しぶりです！今日の夜、空いていますか？お話できますか」
　大学の後輩の近藤みなみからだった。彼女は、地元に戻り調剤薬局に勤めていた。

（その夜）
着信
「もしもし～」
「すみません。ご無沙汰しています。みなみです！」
「元気そうだね。笑」

「相変わらずです！」

「今日はどうしたの」

「はい、先輩、ケアミックスの病院にいらっしゃるじゃないですか。私の勤めている薬局で、地域連携薬局の取得を目指すことになって、病院とのつながりをどうしたらいいのかなと思いまして電話しました！」

「なるほど。私に応えられるかしら。少しずつ増えてきているよね」

「そうですね。うちもどうするか議論にはなりましたが、結局、取得することになったんです。先輩のところは最近どうですか？」

「病院は、診療報酬改定の度に体制を整えて、算定できそうな点数は目指していくという感じかな。病棟の再編もそれに合わせて行ってきているところもあるし。ただ、薬剤師の立場からすると、あまり身動きが取れないこともあって大変よね。まず、人が慢性的に足りていない。だから、組織優先というか上司が保守的なところもあって算定するための必要最低限の動きしか中々できないという現状もあるのよね」

「人不足ですか……」

「そうね、だから積極的に患者のために何かする。ということはなかなかハードルが高かったりするわね」

「なるほど、そしてよく聞きますが所謂年数だけ長くて出世している上司もいますか？」

「あはは、あまり自分のところだから言いたくはないけど、そういう人もたしかにいるわね。ただ、人不足ということもあり、病院としては長年の功労者という扱いにもなるし仕方ないわね。一概には言えないと思うけど、昔ながらの薬剤師感が強いということで助かることもあるけど時代も変わってるから改革していける人だとこれからはやりやすいわね」

「そうなんですね。病院も大変ですね。薬局もIT化は進んできていますのでこれからの薬剤師像が変わってきますね」

「まあね。仕方ないわよね」

「たしかに」

「みなみ、まだ時間ある？」

「はい大丈夫ですよ。なんですか」

「実はさ、相談をもらったところ悪いんだけど私、転職しなきゃいけないの」

「えー！どうしてですか。なにかあったんですか！」

「いや、そうじゃなくて」

「えーじゃあなんでですか」

「引っ越しだよ」

「どこにですか？」

「東京」

「あ、旦那さんの転勤ですか」

「そうよ！」

「以前から仰っていましたしね。ついていくんですねぇ～」

「当たり前でしょ！」

「ですよねぇ～、また都会に戻られるのですね！」

「そうだね」

「私は、地元が好きだから今のままでもいいけど、学生のときは楽しかったなぁ」

「そうね。それでね、今まで病院に勤めていたけど、これを機に薬局に勤めようかなと思っているの」

「なるほど。そうなんですね」

「みなみはどう思う？」

「いいんじゃないですか。私の周りにも病院から薬局に転職した人もいますし、私もまだ薬局薬剤師が楽しいし、まだ学びたいというのがあるから暫くは頑張ろうと思っています。彼氏もいないし！」

「彼氏は余計ね！笑　ところで、選ぶのに気を付けることはあるのかな？なにか、話を聞いたことある？」

「よく聞くのが、会社によって雰囲気が違ったり、配属される店舗によって環境が変わるので、働く場所がどこになるのかというのはありますね。まあ、新人の時は選ぶ権利もないので言われるがままですが、中途採用でしたら予め店舗を選べたりするとは思うのでそのあたりは注意してみたらいかがでしょうか」

「なるほど」

「１年で調剤薬局をやめて別の薬局に転職した友達がいたけど、その人は、最初配属された店舗はとても居心地が良かったようです。半年後、門前薬局の大きな店舗へ異動になったんだけど、どうやらそこは人手も足りずかなりハードだったらしく、１日中調剤、監査、服薬指導をひたすら対応して、閉局後に薬歴入力だったみたいで、毎日１時間の残業はあたりまえで、２時間くらいの残業があったみたいです。その人は結局、体調不良になり休職してしまったと聞きました。きっと場所によって、仕事量、向き不向きというのがあるんだなってと思います。その人は休職後復帰はしたんだけど、やっぱり休職してしまうのとそれはそれで気疲れして結果退職してしまったと」

「病院でもなくはないわね。うちの薬剤部はあまりないけど、看護師はちらほら休職中だったり、職場が合わなくて辞めていく人は聞くね」

「たしかに。私たちも毎日しんどいですけどね。それから、いくつか転職サイトがあるじゃないですか。前に転職した先輩に聞いたことがあるんですが、ほとんどは、自分から探して興味のある求人に問合せすると、エージェントから連絡が来て求人を紹介してくれるらしいんですが、エージェントからスカウトをもらえる求人サイトもあるらしいのでそちらも利用すると良いと言ってました」

「へえー。そうなのね。私もちょっと調べてみるね」

「頑張ってください。また、引っ越ししたら遊びに行かせてくださいね」

「そうね！是非！ありがとう。また、連絡するね」

「お願いします」

「じゃ、またね～！」

　木下は、転職活動を始めるためインターネットで調べ始めた。

　薬局も候補だけど、せっかく首都圏にもいくから企業への就職もありなのかな？なんて考えていた。探し始めるとたくさんある。正直、求人がありすぎて自分に何が合うのかわからないが、興味があった求人に試しに2つ問合せをしてみた。

　1つは、新卒の時、ある大手の調剤薬局チェーンの会社が気になっていたのでその薬局、もう1つは、「病院薬剤師歓迎！ワークライフバランス可！コールセンター DI 職」というのが目についたので、問合せをしてみた。

　すると、瞬く間に1つめの調剤薬局の求人掲載をしているエージェントからすぐに電話がかかってきた。（はやっ！！あまりの速さに真紀は少々困惑した……）

「はい、木下です。」

「もしもし、木下様でいらっしゃいますか。先ほどは大手薬局の求人に応募ありがとうございます。私、転職エージェントの武田と申します。少々お時間宜しいでしょうか」

「はあ、大丈夫ですが……」

「では、早速ですが、いくつかお伺いさせていただきます」

　木下は、聞かれた質問にいくつか答えた。そうすると、候補の薬局がいくつかあるというので、後でメールで求人票を送ってくれるということになった。

　暫くして、木下の E-mail に武田から 10 件近い求人票が届いた。

木下様

本日はありがとうございました。

ご希望をお伺いし、該当する求人がありましたらのでいくつかお送りします。

履歴書・職務経歴書を私までお送りくださいませ。

応募先の求人をご検討頂き、書類選考となります。もし宜しければ、お送りした求人の A 薬局と B 薬局、C 薬局はお勧めですので、応募はいかがでしょうか。

書類とお返事をお待ち申し上げます。

武田

　木下は、不安があった。なんか、一気に進んでしまったな。このまま進めていいんだろうか。まだ、自分の考えていることもままならず、思っていることを話し、聞かれたことだけを答えただけなんだけどな……。

　彼女は、どちらかというと慎重派だ。自分で物事を理解し、答えを出したい。そんな性格でもありどうも武田のペースと波長が合わない感じがした。

　電話が終わると、１通のメールが届いていた。

　もう１つの求人問合せをした先からだった。

木下様

お世話になります。

この度は、コールセンター DI 職へお問い合わせをいただきましてありがとうございます。つきましては、木下様の近況やご状況、求人のご案内をしたいので、オンラインで１時間程度ご面談は可能でしょうか。

ご希望の良い、曜日や時間帯がございましたらお知らせください。

村田

　今度はオンライン面談するのか、初めてだけど、一度やってみたいと思っていたし、勉強のため話をしてみようと思い、すぐに返信をし、日程

を確定した。

（面談当日）
「初めまして、村田です」
「こちらこそ初めまして、木下と申します」
「この度は、お時間いただきましてありがとうございます。宜しくお願いします」
「こちらこそ宜しくお願いします」
「では、さっそくですが、今回初めての転職活動かと思いますが、私のようなエージェントと話をするのは初めてでしょうか」
「いえ、１人電話で話をしました」
「そうなんですね。書類応募等はしておられますか」
「いいえ、しておりません」
「木下さんであれば、求人のご案内が結構きたのではありませんか」
「はい。そうなんです」
「そうですよね。笑　何かご質問したいことはありますか。問合せしていただいた求人もご説明いたしますが、まずは、木下さんの思うところをお聞かせいただけると助かります」
「あ、はい。ありがとうございます。実は、メッセージに記載したのですが、このたび、主人の転勤で東京に引っ越しをすることになり、転職活動をすることになりました。それで、調剤薬局への転職がいいかなと思っているのですが、首都圏に引っ越すこともありこれを機会に企業勤めもいいかなとも思っています。でも、初めてですので、色々と教えてもらいたいです」
「そうなんですね。ところでこれまでの病院勤めはいかがでしたか」
「そうですね、就職して特に不平不満がないまま来たのですが、３年勤めて少々マンネリ化してきたと感じているところでもありました。このまま、病院薬剤師を続けていくとどうなのかということも気になりまして─

度聞いてみようと思いました」

「どんなところがマンネリ化してきたのですか？」

「ん〜そうですね。一通り業務内容は覚えてできるようになったのですが、意外と調剤室にいることが多く、何か新しいことをチャレンジしたいと思っても、ベテランの上司の人たちが結構保守的でもあって自由度があまりない気がしています。病院によってよりけりなのでしょうが、私のいたところはそのようなところでして、たぶんそのままいても当分は同じことの繰り返しだったのではないかなと思います」

「なるほど。木下さんは、何故薬剤師になりたいと思い、病院薬剤師を最初選んだのですか」

「正直深い考えはないのですが、世のため人のためではないですが、誰かのために尽くしたいという思いと、化学が得意な方でしたので、国家資格があれば将来安心かなと思って薬剤師の道を選びました。そして、実習で病院薬剤師は大変だなとは思いましたが、せっかく薬剤師免許を取得したので、地元に戻って地域医療に貢献できるのであれば人のためになるしいいなと思って、病院薬剤師を選びました」

「そうなんですね。実際、病院薬剤師になってどうですか」

「よかったと思っています。やりがいも感じましたし、充実感がありました。ただ、まだ、地域医療に貢献できたかといえばまだまだですね」

「そうなんですね。それと木下さんは、これからの人生をどんなイメージをもっていらっしゃるのですか。仕事観、ライフプランなど」

「はっきりと決まっているわけではないですが、やっぱり薬剤師として患者と向き合って医療に貢献していければなと思っています。それと、結婚をしたこともあり昔と比べてちょっと人生観が変わってきました。昔は仕事中心に頑張ろうと思っていたのですが、これからは転勤がある可能性がありますし、子育ても考えなければならない。子どもも好きなので、恵まれたらなるべく寄り添って生活していきたいという気持ちがあります」

「ありがとうございます。整理しますと、今回はたまたま首都圏への転

勤・引っ越しであったけど、もしかしたら数年後、またどこかに引っ越す予定がある。人生観としては、ワークライフバランス、自分の生活にあった働き方を重視していきたいと今後考えていると理解して良いでしょうか」

「そうですね。はい」

　木下は、話しながら色々整理していただける村田に共感が持てた。質問をいただきながら話をしていると心の中で思っていたことが少しづつ整理されていくのを実感した。

「木下さんは、それで今回の転職で調剤薬局と企業で少々迷っているということなのですね。」

「はい。そうなんです」

「なるほど、ドラッグストアはいかがでしょうか。最近は、併設調剤薬局が増えてきましたので、選択肢にもあるかなと思いますが」

「どちらかといえば、調剤薬局がいいかなと思っています。理由としては、これは、知人にドラッグストアで働いている人がいて聞いた話なのですが、勤務が遅くなったり土日祝勤務もある。うちの主人が土日休みですので、なるべく生活リズムを合わせたいということがあります」

「そうするとたしかに、木下さんにとって調剤薬局でのキャリアをスタートさせるという選択肢はたしかに有力ですね。理由は３つあります。１つは、働く場所が多い、２つめは、働き方の幅、３つめに将来性です。調剤薬局でしたら働く場所に困らないというメリットが一番大きいですね。

　後ほど説明しますが、木下さんがお問合せくださったコールセンターの企業になりますと、お勤めが、東京。もし、他県となっても大阪くらいでないと求人がなかったりします。そうなるとまた、首都圏を離れるということがあったときに、病院か未経験で OK な転職先を検討しなければなりません。せっかく経験を積んだのにリセットされてしまう可能性があるのでもったいないですね」

「たしかにそうですね」

「それと、もう１つの理由は、働き方の幅が広いということです。最近は、正社員や時短社員、パート、店舗によっては、週2.5日休みなど、働き方の幅が多く、ワークライフバランスを維持しやすいメリットがあります。これは、病院や企業では限られるところがありますので、叶えることはなかなか難しいですよね。ですから、木下さんのライフスタイルに合わせて働くことができるということは、魅力になると思います」

「それは助かりますね！」

「ただ、デメリットというか注意もあります。特に新型コロナによって都心部の調剤薬局も余裕があるわけでもありません。自分に都合のよい求人が、タイミング良くそのエリアにあるとも限りません。ですから、常に条件がいいところがないかアンテナをはっておく必要がありますし、いつでも採用してもらえるように今のうちに知識や経験を得ておくということが必要です。特に、30代の女性は男性と比べて、平均年収は低い。これは明らかにライフイベントの、出産、子育てが影響しています。その影響を小さくするために、フルタイムで働けるうちはできる限り実務経験のキャリアや専門性を積んでおくことが、将来にきっと役立ちます」

「そうですね。ありがとうございます。質問いいですか」

「はい」

「私がもし、調剤薬局に勤めるとすると、どういったところが良いでしょうか？」

「人それぞれですが、木下さんでしたら、大手チェーン店会社から検討なさってみるのが良いとは思います」

「なぜでしょうか」

「それは、３つありますね。１つは、環境。調剤薬局未経験で１社目なのできちんと整備された環境の中で学びと経験が得られる。もう１つは、全国対応。これはもし、転勤があったらということなのですが、そもそも社内で培ったキャリアを維持しながら異動ができるというのはいいですね。それと、最後に社内バックアップの体制、諸手当、福利厚生等はやはり充

実しているところが多いというところですね」

「どういうことですか」

「大手さんの場合、ほとんど新卒を採用しています。そのため、人の補充が常に行われています。そして、ヘルプ体制のルールがあります。支店やブロックごとに他店への協力がルール化されている。だいたい、首都圏であれば1時間の通勤、ヘルプ圏内です。また、産前産後休暇などの実績もあり体制が整っているので、働く側としてはいざというときに変な気を使わずに手続きを進められるというのは心の安定にもつながると思います。

　ただ、大手もメリットばかりではなく会社によっては、例えば、かかりつけ薬剤師の登録数の成果や、ドラッグストアであれば社内キャンペーンを求められて評価するところもあるので、そういった環境に馴染めない人もいらっしゃると思います。それと、特に首都圏や都市部、大手に言えることですが、年収が低く抑えられているということもあります。木下さん今ご年収おいくらでしたか」

「400万円くらいでしょうか」

「それでしたらそんなに影響はないとは思いますが、企業によって首都圏内ですと年収がダウンしてしまう可能性もあります。それでも今なら影響は小さいとは思います。個人や小規模チェーン店ですと年収体系が高い場合もありますので、何を優先するかということになりますね」

「わかりました。ありがとうございます」

　村田は、ありきたりな質問のやりとりではあったが、ハキハキと話し、相槌が上手な聞き上手の方だと感じた。また、自分の状況と将来を考え納得して転職活動をされたいという志を感じられたことも好感が持てる女性だと感じた。

「話は戻りますが、1つめの環境ですが、大手はマニュアル、教育体制という面や、DI室があったり、それから資格取得支援など様々整備されて

いることが多いですね。あと、社内システムや、決済システム、電子薬歴システムなど今や中小でも当たり前になってきていますが、やはり時流に乗ったシステムや機器に触れられることもメリットがあると思います。２つめの全国対応。これは、木下さんにとってはメリットですよね」

「そうですね」

「あと、これは人それぞれであり、木下さんが望むところかわかりませんが、大きい会社であるからこそ様々な人に触れることができます。そのため、人脈が増えるというのももしかしたら後々、助かるかもしれません。また、組織が大きいですから、もしかしたらキャリアパスの過程で、薬局薬剤師から違う職種で働いているかもしれません。

　他職種は置いといて、まずは、薬局薬剤師として１人前を目指していただけばとは思います。」

「色々な人達と触れ合う機会があるというのも、私は好きですね」

「そうであれば、よりフィットしやすいですね。とはいえ、中小チェーン店でも同様なメリットがあるところはあります。とにかく、全国に店舗があるというところは、木下さんにとって一番魅力なのではないかと思います」

「なるほどそうですね」

「ここまで、調剤薬局についてお話をして参りましたが、お問合せをいただいた、企業の話もしていきましょうね。まず、企業へ就職をする場合ですが、やはり圧倒的に東京での勤務地が多いんですよね。ですから、木下さんの場合、転勤がいずれ起きてしまうかもしれないということが気がかりなところです。とはいえ、今回引っ越したばかりですので当面は直ぐに転勤ということはないと思いますので、２～３年は少なくとも働けるということになるのであれば、検討してもよいとは思います。ただし、今回の転職で一番重要なことは、これからの東京生活でどのような実務経験を得るかということです。そして、この東京生活３年間がどのようになるか実

は読めません。お子様が欲しいとおっしゃっていたので、産休を経験するかもしれません。いかがですか」

「わかりませんが、絶対ないとも言い切れないです」

「わからないですよね。ですから、結婚や引っ越し、出産といったライフイベントの要因で、判断が変わる可能性が大いにあります。多くの人はその時に考えればよいと思っている人が多く、行き当たりばったりでも対処はできますが、木下さんの場合、既婚であり、女性だからこそある程度転職の想定に入れておいて欲しいのです。

　今、木下さんは、28歳です。2つの今後のプランが考えられます。仮に3年は東京にいるとして、3年後、転勤が発生する。調剤薬局を選んだ場合、1〜2年勤務薬剤師、早ければ管理薬剤師になることができるかもしれない。そうすると3年の調剤薬局の薬剤師の実務経験ができる。一方で企業を選んだ場合、その職種に3年従事。地方に転勤になった場合、会社を辞めて、現地で改めて調剤薬局等の職探しになる。

　調剤薬局であれば、3年の実務経験を元に転職や異動が可能で、蓄積したキャリアや年収を元に職探しができる。企業であれば、一度退職となり、3年後初めて未経験の薬局薬剤師としてスタートを切ることになる。妊娠や出産がなければ、どちらも3年の経験の場合そのような流れになります。もし、妊娠し、産休となれば少なくても1年半くらいは休みになりますので、実務経験は1年半となり子育てをしながらの人生となります。木下さんはどちらがよいですか」

「そうですね。やっぱり調剤薬局ですかね。ただ、今のタイミングでしかできない企業勤めも気にはなります」

「そうですね。働き方を割り切ってしまえば企業勤めの選択肢もありますね。土日休みの完全週休2日が基本で、旦那様と生活スタイルが合わせられますし、残業も少ないのはメリットです。木下さんの場合、まだまだ先がありますし、もし病院薬剤師として復帰されるのであれば実務経験もあるので考えられますが、調剤薬局の実務経験が今はないので、若いうちに

実務経験をキャリアとしてしっかり蓄積しておくことが、長い目でみたら
よいのではないかと思いますね。悔いのない選択をしていただければと思
います」

「そうですね。村田さんありがとうございます。スッキリしてきました。」

「それと木下さん、最後に旦那様とも本日の内容を含めてご相談なさって
みてください。調剤薬局であれば、少なくても土曜日は半日勤務や終日勤
務になることが多くなりますし、病院勤務とはまた違い店舗にもよります
が、閉局が 19 時までのところが多く、帰宅が 20 時頃になったりします。
共働きになりますので、家事の面などお互いに理解を深めあっておくこと
が良いですし、今後の夫婦生活においてのライフイベントも確認できてい
ると良いのではないかと思います。」

　　木下は、村田の丁寧な説明と自分の考えを整理してくれたことに感謝し
ていた。武田さんから、一通り、調剤薬局の求人の紹介をもらってはいた
が今回は村田さんにお願いしてみようと決めた。

「そうですね。主人と話し合ってみます。ありがとうございます。その上
で、応募は村田さんにお願いできればと思います」

「かしこまりました。ありがとうございます。もちろんです。精一杯ご支
援します。お返事お待ちしています。では、本日はここまでです。引き続
き宜しくお願い申し上げます」

「ありがとうございました」

3-1 女性薬剤師を取り巻く環境

3-1-1　薬剤師の需要推計

薬剤師の需給予測は明るくない。

厚生労働省「薬剤師の養成及び資質向上等に関する検討会」では、薬剤師が業務の充実と資質向上に向けた取組みを行わない場合、今後 20 数年のうちに、薬剤師が過剰になるという需給推計の試算を出している（**図表 3-1**）。

この推計では、最悪を想定した将来パターンとして、薬剤師の供給人数（薬剤師国家試験の合格者数）が今後も維持され、かつ薬剤師の業務内容に改善が見られなかった場合（業務が現在と同様の場合）、45.8 万人の薬剤師に対して、薬剤師の仕事需要は 33.2 万人分しかなくなるという試算結果になっている。薬剤師免許を持っていても、およそ 3 割の薬剤師は、薬剤師としての業務に就けないことを意味する。

同推計では、処方箋受取率の上限を 85％とした場合、処方箋枚数は 2030 年頃にピークを迎える見込みになっている。高齢者人口の増加や医薬分業の進展によって、もうしばらく処方箋枚数は増えるものの、いずれ人口減少の影響を受けて減少に転じる。

薬剤師数がこの 20 年でおよそ 1.5 倍に増加したことを第 2 章で述べたが、その理由は薬科大学（薬学部）の数ならびに入学者数が増え続けていることにある。

1998 年時点では、国内にある薬学部の総数は 46 大学、入学定員総数は 7,720 名だった。それが 20 年後の 2017 年には 75 大学、11,408 名に増加した。

図表 3-1

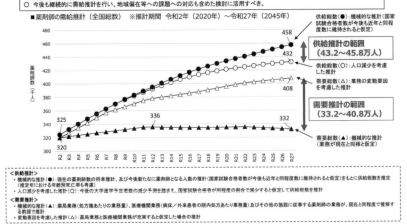

（出所：厚生労働省「薬剤師の養成及び資質向上等に関する検討会」資料（2020 年 6 月 30 日））

2018 年度以降も増加し、2022 年時点で 77 大学に薬学部が設置されている。需要の減少局面が見えていながら、さらに多くの薬剤師を輩出し続けるという動きが、薬剤師過剰に拍車をかけている。

　2019 年 4 月 2 日付の厚生労働省医薬・生活衛生局総務課長通知（いわゆる 0402 通知）もまた、ボディブローのように需給に影響を与えてくるだろう。0402 通知では「調剤業務のあり方について」として、薬剤師が最終的な責任を負うことを前提に、非薬剤師による実施可能な業務について、例示を含めた基本的な考え方が示された。薬剤師以外がどこまでの調剤業務に携わってよいか、調剤業務の従来グレーだった部分が明確に整理される形になった。0402 通知が出された背景には、対人業務の充実と対物業務の効率化を進めたい意向や薬剤師法、薬機法違反に問われた事案等があったが、現場に与えた影響は大きかった。

　薬剤師の業務をより付加価値の高いものに発展させるためのターニングポイントであったが、良いか悪いかは別にして、調剤業務の範囲が曖昧だったがゆえ、“調剤権”を根拠に主張してきた独占業務の一部が崩壊した瞬間でもあった。事実、薬剤師不足に窮していた一部の医療機関、薬局では、0402通知が発出されて以降、非薬剤師を調剤補助者として採用を進めた。そして、薬剤のピッキング、一包化した薬剤の数量確認といった調剤補助行為やお薬カレンダーや院内配薬カートへのセット、電子画像を用いたお薬カレンダーの確認など、調剤補助に該当しない行為を、薬剤師から調剤補助者にタスクシフトを始めた。

　もはや変わらないという選択は、薬剤師が自分自身で首を絞めるという選択になる。

　逆に業務を充実させ、資質向上に向けた取組みが行えた場合はどうだろうか。業務の充実、資質向上とは対人業務、在宅医療にかかる業務の取組み、OTC販売などの健康サポートにかかる業務の増加を意味する。対人業務では、個々の患者への服薬指導の充実や服薬状況のフォローアップ、医療・介護関係者への情報提供など、これまで以上に労力が必要になるため、全体として薬剤師の需要が増加するという考え方だ。

　とはいえ、業務が充実して薬剤師の需要が増えるグッドケースにおいても、将来予測は甘くない。需要と供給が同程度で推移するのは10年程度で、その後は供給が需要を上回ることが見込まれている。グッドケースであっても、令和27年（2045年）には2.6万人の薬剤師が過剰になる試算だ。

　あくまでマクロの試算になるが、ミクロの個人レベルに置き換えて考えると、本質的な仕事ニーズに応えられない薬剤師は、市場から淘汰されることになるだろう。50代以降であれば逃げ切れるかもしれないが、20〜40代の薬剤師は厳しい環境に確実に巻き込まれていく。「薬剤師免許があれば食いっぱぐれしない」神話が、昔話のように語られる日は、間もなく高い確率でやってくるだろう。

3-1-2　女性薬剤師のキャリアデザイン

　日本の薬剤師のおよそ６割を女性が占めている。さらに薬剤師の８割が勤務する医療機関もしくは薬局に限れば、女性割合はさらに上がり66％を占めている。薬剤師のキャリアデザインを考える上で、女性薬剤師の存在抜きでは考えることはできない。

　薬剤師免許は、かつて女性の高級な"嫁入り道具"の１つとして考えられていた。昔ほどではないが、いまでもその名残を感じることがたまにはある。薬剤師は、それなりの社会的ステータスがあり、専門職として知的要素を求められるものの、医師ほど仕事がハードではなく、責任も問われない。夫の転勤で引っ越しすることになっても、引っ越し先ですぐに仕事に就くことができる。

図表 3-2

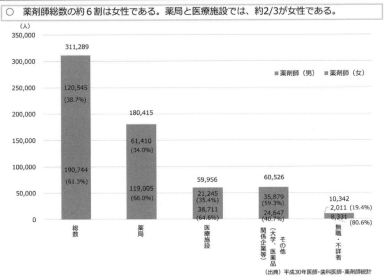

（出所：厚生労働省「薬剤師の養成及び資質向上等に関する検討会」資料（2020 年 7 月 10 日））

仕事も処方箋の指示通りに薬を揃えて渡せば済むにもかかわらず、パートでも時給が高く、家計への貢献度も高い。

女性薬剤師をこのように表現すると、女性差別とバッシングされてしまうかもしれない。しかし、これがかつて "嫁入り道具" として薬剤師免許を有効活用した女性薬剤師の姿といっても過言ではないだろう。そして嫁入り道具としての薬剤師免許という考えには、女性薬剤師が結婚、出産もしくは子育て等のライフイベントによって勤務先を辞めることが根底にある。

多様な考え方や価値観が受け入れられる時代になったとはいえ、少なくとも現時点においては、結婚、出産、育児というライフイベントを迎える女性薬剤師の方が割合としては高い。女性の活躍・男女共同参画が政府によって推進され、男性の育児休業取得を後押しする法整備も進んできたが、それでも出産だけは男性がどう頑張っても真似することができない。日本の伝統的な価値観も含め、キャリアを中断しなければならない可能性は女性の方が高くなってしまう。ライフイベントによってキャリアを中断させる場合、専門職として最低限のレベルアップを図っていないと、復職するときに中断前よりも悪い条件で勤務するか、最悪の場合、再就職先が見つからないということもあり得てしまう。

薬剤師過剰時代はいずれやってくる。「薬剤師免許があれば食いっぱぐれしない」神話の崩壊とともに、牧歌的な時代の女性薬剤師は徐々に姿を消していくだろう。

それゆえ、1人の薬剤師として生き残っていくために、そして自分の満足のいくキャリアを歩んでいくために、女性薬剤師こそ、キャリアデザインを真剣に考えることをお勧めしたい。

3-1-3 女性薬剤師の就業状況

女性薬剤師の代表的な従事先である医療機関と薬局に勤務する年齢区分別の従事者数を**図表 3-3** に示した。医療機関に勤務する薬剤師は、25-29 歳が最も多く、30 代で大きく数を減らしていることがわかる。一方、薬局に勤務す

図表 3-3　年齢区分別の医療機関、薬局における女性薬剤師の従事者数

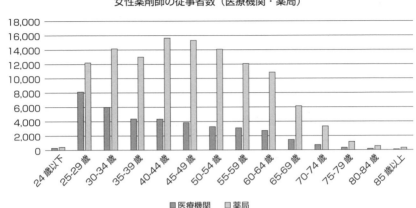

女性薬剤師の従事者数（医療機関・薬局）

■医療機関　■薬局

る女性薬剤師の数は 20 代よりも 30 代前半の方が多く、40 代が最も多い世代になる。この傾向を読み解くと、新卒で医療機関に就職し、その後何らかの理由で退職して、薬局に転職していることがうかがえる。

　このデータで興味深いのが、35-39 歳においては、女性薬剤師の全体数が前後の世代と比較して約 1 割少ないことだ。決して女性薬剤師が少ない世代ではない。例えば、薬学部が 6 年制課程になった影響で、2 年間新卒の薬剤師が空白になった期間がある。しかし、6 年制課程の 1 期生は、本データの調査が実施された平成 30 年時点では大半が 30 歳前後のため、35-39 歳の世代は当てはまらない。

　考えられるのは、子育て等のために離職し、2 年に 1 度の届け出を行っていないというパターンだ。薬剤師は 2 年に 1 度、12 月 31 日現在における所在地、従業地、従事している業務の種別等を住所地の保健所に届け出ることが法律で義務付けられている。医療機関や薬局に勤務していれば、勤務先がまとめて届け出することが多く、届け出を忘れるということは起こりづらいが、離職すると教えてくれる人もいないので、うっかり忘れてしまいがちだ。そもそも届け出義務を知らない場合も多い。離職しても忘れずに届け出をしている方も

図表 3-4　女性薬剤師の年齢区分別の従事先の内訳と女性薬剤師数

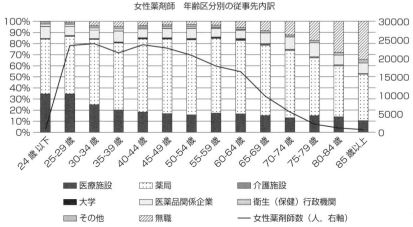

女性薬剤師　年齢区分別の従事先内訳

凡例：
- ■ 医療施設
- ▥ 薬局
- ▨ 介護施設
- ■ 大学
- ▤ 医薬品関係企業
- ▤ 衛生（保健）行政機関
- ▨ その他
- ▨ 無職
- ━ 女性薬剤師数（人，右軸）

（出所：「平成 30 年医師・歯科医師・薬剤師調査」より株式会社メデュアクト作成）

一定数いるため、無職の届け出数も 30-34 歳は、25-29 歳の 3 倍強になっている。これらを踏まえると、少なくとも 3,000 名以上の女性薬剤師がキャリアを中断していることが推測できる。

　前述した女性薬剤師数の従事者数のデータでは、薬局勤務の薬剤師数は 40 代が最も多く、医療機関に勤務する薬剤師数は、年齢区分が上がるにつれて減少傾向にあった。しかし従事先の構成比でみると 40 代以降、60〜64 歳までは、従事先の割合は安定して推移している。30 代でいったん離職した者が 40 代で薬局に復職し、その後は医療機関から医療機関、薬局から薬局といった横スライドの転職はあるかもしれないが、医療機関から薬局という転職は少ないことがわかる。

3-1-4　キャリアを断絶させないために

　薬剤師が圧倒的な売り手市場であった数年前までは、キャリアデザインを意識しなくても、復職ないし転職に問題はなかった。しかし、薬剤師の需給関係

が逆転してしまうと、単に免許を持っているだけでは評価されず、薬剤師としての経験、能力が問われることになる。いったん離職してからの復帰を目指す場合は、それ以前のキャリアが評価になることを念頭におかなければならない。

　平成30年度厚生労働省委託事業「平成30年度仕事と育児等の両立に関する実態把握のための調査研究事業」の結果報告では、末子の妊娠・出産・育児を機に、末子の妊娠がわかった当時の会社を辞めたケースにおいて、仕事を辞めた理由をみると、「女性・正社員」では「仕事を続けたかったが、仕事と育児の両立の難しさで辞めた」が30.2％で最も多い。「女性・非正社員」においても26.7％が同様の理由を挙げている。女性薬剤師においても、同様の理由でキャリアを中断しているのではないだろうか。

　いくら仕事と育児の両立を望んでいたとしても、勤務時間の関係や職場の規則・雰囲気などから現実的に難しい面もあるだろうし、本人が育児に注力したいという意向もあるだろう。女性薬剤師のキャリアが中断してしまうことは、本人にとっても、医療機関、薬局にとっても損失になる。経営側の立場にとっても女性薬剤師をいかに活用していくかは、経営課題の1つといえる。

　薬学部が6年制になったことで、進学から国試合格まで、すべてストレートで乗り越えたとしても、就職するときの年齢は24歳になる。仮に30歳で結婚するという人生プランを描いている場合、30歳という時期は雇う側から見ると、採用して4～5年が経ち、コストをかけてやっと一人前の薬剤師に育ってきたなというタイミングだ。退職されてしまうと、人材育成がまた振り出しに戻ってしまう。大学病院のような多くの薬剤師がいる病院は問題ないかもしれないが、薬剤師が10名に満たないような中小規模の病院、薬局にとっては、大きなダメージになる。

　もちろん組織には新陳代謝も必要であるため、一定割合が毎年退職していくことはけっして悪いことではない。しかし、薬剤師になって4～5年。経験と自信がつき、若くてバリバリ働ける人材が抜けてしまうことは、できれば避けたいのが本音である。

だからこそ、復職したいときに応募する本人、採用する医療機関、薬局のどちらもが win-win になるようなキャリアづくりをしておく必要がある。そのためには今後、自分がどのようになりたいかを考えておくことが大切だ。キャリアデザインにあたっては、下記の3点がポイントになる。

1　目に見える実績をつくる

少なくともライフイベントによって仕事が中断する前までに、退職時の役職、担当業務など、出来るかぎり目に見える形での実績を積んでおきたい。いったん退職して、その後復職を目指す場合、退職時のステータスが評価のスタートになるからだ。

例えば、病院薬剤師であれば認定・専門資格の取得、一般薬剤師から主任等に昇進、チーム医療や管理部門の専従・専任経験といった客観的事実として示せる実績があると良い。薬剤管理指導料を月○○件算定したという実績値もまたわかりやすい情報になる。薬局薬剤師においても、単に薬局勤務を○年経験したという経歴だけでなく、管理薬剤師の経験があると、復職するときに管理薬剤師のポジションから会話が始まる。

一般薬剤師のまま特に目に見える実績がないと、復職した場合にまた1からキャリアの積み直しが始まってしまう。明確に示せる資格、肩書、勤務経験を在職中に作っておきたい。

もちろん、女性の活躍をサポートするための制度上の動きはある。例えば、2020年度診療報酬改定では、薬剤師の病棟配置を評価する病棟薬剤業務実施加算、入院患者への服薬指導を評価する薬剤管理指導料の施設基準にある常勤薬剤師の配置要件が緩和された。非常勤の薬剤師であっても、週3日以上かつ所定労働時間が週22時間以上の勤務を行っていれば、該当する非常勤の薬剤師2名の実労働時間を組み合せて常勤換算して、常勤薬剤師数に算入することができるようになった。

しかし、病院薬剤師の場合、短時間勤務（時短勤務）やパート・非常勤の場合、新たな上位役職に就くことや、病棟担当など実績をつくりやすい業務に就

ける可能性は現実として少ない。多くの場合において、常勤正職員の配置を優先するからだ。育児や家族の介護を理由とした短時間勤務やパート、非常勤の薬剤師は、調剤をはじめとするセントラル業務が中心になるため、キャリアの維持はできても上積みは難しくなる。

　仕事を中断するまえに、どこまで実績を積んでおけるか、キャリアデザインを考える上で、重要なポイントといえる。

2　空白期間をつくらない

　職を完全に離れてしまうのではなく、短時間勤務（時短勤務）制度や育児休業制度を活用して、できるだけキャリア上の空白期間（離職期間）をつくらないことも有効になる。

　空白期間が長くなるほど、過去実績を評価してもらえず、１からのスタートになってしまう可能性が高くなる。せっかく取得した認定薬剤師資格が失効してしまうこともあるので注意したい。

　そして勘違いしてはいけないのが、30歳を過ぎると、同じ１からスタートでも、今後の伸びしろを期待して採用される若手薬剤師ではないということだ。上司や同僚が違いを感じるくらいの結果を出せないと、チャンスをもらえる機会は以前より遥かに少ないことを肝に銘じる必要がある。

　薬剤師に限定したデータではないが、第１子出生年別の第１子出産前後の妻の就業変化をみると、第１子を出産した既婚女性で、第１子の出産前に就業していた女性のうち、出産後に就業を継続した女性の割合は、これまで40％前後で推移してきたが、2010～2014年に53.1％へと大幅に上昇した。近年は特に育児休業を利用した就業継続の割合が上昇している。しかし、裏を返せば、就業を継続する割合が上がってきたとはいえ、依然として半数の女性は出産・育児により退職している。

　妊娠・出産を機に退職した理由を見ると、「仕事を続けたかったが、仕事と育児の両立の難しさで辞めた」（41.5％）、「勤務地や転勤等の問題で仕事を続けるのが難しかった」（26.2％）となっている。働きたい意向はあっても、継

図表 3-5

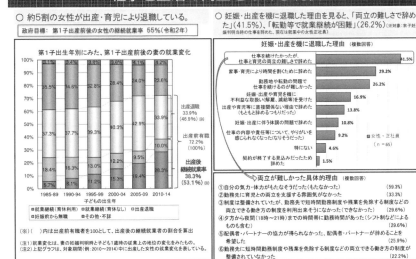

（出所：厚生労働省「育児・介護休業法の改正について」資料）

続できなかった割合が高いことは薬剤師も同様だろう。

　薬剤師が過剰になりつつあるとはいえ、人口当たりの薬剤師数が少ない地域や中小規模の病院では、慢性的に薬剤師不足に頭を悩ましていることが多い。ここで言う薬剤師不足は、単純に頭数の意味もあるが、それ以上に、戦力として計算できる薬剤師が不足しているという意味である。薬剤師過剰の時代が来るとしても、医療機関、薬局は「即戦力人材は採用したい」という意向は変わらないだろう。

　逆に言えば、外で育った人材が中途で入ってきてくれるのは、とてもありがたい。夫の転勤を理由にした退職、そして引っ越し先で転職するというケースは割とよく見かける。中途採用の場合、欠員が出たときに若干名を募集することが多い。ライバルも少なくなるため、採用されやすい募集でもある。しかし採用されやすいとはいえ、それはあくまで実務経験・実績が伴っている場合

だ。

　即戦力人材として評価されるためには、やはりキャリアの空白は避けたい。

3　キャリアプランをつくり、家族・パートナーと共有する

　自分がどのように働きたいか、キャリアプランを作成して家族、特にパートナーと共有することをオススメしたい。ライフイベントを意識したキャリアプランを考えるにあたっては、どのように働きたいか、自分の優先順位を決めるとよい。時間、労力という自身の限られた資源を、どこに優先的に投入するかが、ここで変わってくる。同時にパートナーの理解を得ておくことが、キャリアを維持するための近道になる。

　日本では、昔と比較して変化してきたものの、それでも男性は「外で仕事」、女性は「家で家事・育児」という伝統的な価値観が、相変わらず残っていることは否定できない。総務省の調査結果では、妻が家事・育児関連時間に要する時間は週7.3〜7.4時間となっている。1996年の調査結果以降、家事・育児関

図表 3-6

第1-1-28図　6歳未満の子供を持つ夫婦の家事・育児関連時間の推移（1日当たり）

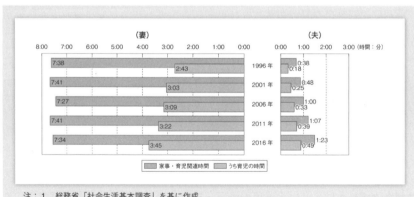

注：1．総務省「社会生活基本調査」を基に作成。
　　2．家事・育児関連時間は、「夫婦と子供の世帯」に限定した夫と妻の1日当たりの「家事」、「介護・看護」、「育児」及び「買い物」の合計時間（週全体平均）である。

（出所：厚生労働省「令和3年少子化社会対策白書」）

連時間は横ばいで推移しているが、育児の時間は増加している。一方で、夫の家事・育児関連時間は、この20年で増加傾向にあるものの、妻の1/5に満たない週1.23時間に留まっている。夫婦でキャリアの方向性を定めないままであれば、調査結果と同じような状況になり、女性にとって就業の継続は厳しいものになっていくのではないだろうか。

　また男性の育児休業を促進するために育児・介護休業法が改定されたが法改正があっても、現実な問題として、いまの日本社会で男性が育児休業を取得するにはかなりの勇気が必要になり、ハードルはけっして低くはない。しかし、家族・パートナーと話し合わなければ何も始まらない。自身のキャリアデザインを理解してもらうこと、パートナーとキャリアプランを共有して、お互いに協力しながら歩んでいくことが大切になる。

3-2 年齢を重ねても発達を続けるキャリアを歩む

3-2-1　必要とされる人材であり続ける

　学生時代の就職活動を思い返してみると、希望通りの医療機関、企業からキッチリと内定を獲得できた方もいれば、何社にエントリーしても、内定がまったくもらえない人もいただろう。これは転職活動においてもまったく同じことが起きる。医療機関、企業から必要と判断される人材にはすぐに採用オファーが届くが、そうでない人材はいつまで経っても転職先が決まらない。

　やりたい仕事に就くため、よりよい労働条件で働くため、いまの会社から抜けるため、家庭の事情のため、転職理由は様々だ。

　30代以降の就職活動は、潜在能力の可能性を評価してもらえた20代の就職活動とは大きく異なる。即戦力人材として、過去の仕事成果などから社会人としての能力を証明しなければならない。さらに年齢が上がれば上がるほど高い能力が求められ、その門戸は狭くなっていく。それでも市場から高い評価を受ける人材、必要とされる人材はおり、雇用情勢がどれだけ悪化していようと、やりたい仕事に就いていく。

　リンダ・グラットンは『WORK SHIFT』のなかで、新しく訪れる時代の姿として、「「専門技能の連続的習得」を通じて、自分の価値を高めていかなくてはならない。未来にどういう技能と能力が評価されるかを知り、その分野で高度な技能を磨くと同時に、状況に応じて柔軟に専門分野を変えることが求められるのだ」と述べている。さらに「個人の差別化がますます難しくなるなかで、セルフマーケティングを行って自分を売り込み、自分の技量を証明する材料を確立する必要性も高まる」としている。

　専門技能の連続的習得とは、現在の専門分野の隣接分野への移動や、まった
く新しい分野に脱皮していくことをいう。

　抗菌化学療法認定薬剤師の資格者が、隣接する新たな専門分野としてがん薬
物療法認定薬剤師を取得することはわかりやすい例といえよう。新しい分野に
脱皮するという意味では、薬剤に関する専門性をベースに、医療安全や地域連
携の仕事に取り組むようなケースがこれにあたる。いずれにしても、コア分野
の能力を高めながら、同時に新たなコア分野を作っていくことが大切になる。

　そして、自分の技量を世間に証明していかなければいけない。

　「薬剤師として頑張っています」という客観的根拠のない自己評価はここで
は何の役にも立たない。客観的な技量、能力の証明ツールとして、役職や資格
の取得というわかりやすい方法もあれば、論文などの執筆物や数字の実績を示
していくという方法もある。薬剤師としてのプラスアルファの能力を客観的に
証明することで、他の薬剤師と差別化を図っていくことが可能になる。

　極端な例になるが、薬局薬剤師が近くにある別の薬局に転職したとする。そ
のとき、その薬剤師をかかりつけ薬剤師として慕う患者が一緒に何人も移動し
てきたら、（もともとの勤務先とトラブルにはなるかもしれないが）それだけ
患者から信頼されている薬剤師であることを客観的に示すことができる。

3-2-2　なぜ、あの人は成長が早いのか？

　新人薬剤師らを指導する立場の方であれば、指導される側の成長度合いを見
て、彼は仕事の飲み込みが早い、遅いと評価することもあるだろう。同じ期
間、同じように働いていても、人によって成長速度は異なる。1を経験して1
しか身につかない人もいれば、1を経験すれば10を修得する人もいる。

　ではこの吸収力、成長力の差はどこにあるのだろうか。

　このような経験に基づいた学習を考える上では、デービット・コルブの提唱
した「経験学習モデル」がわかりやすい。経験学習モデルは、具体的経験→振
返り（内省）→概念化・抽象化→試行（能動的実験）という4つのステップの

図表 3-7　経験学習モデル

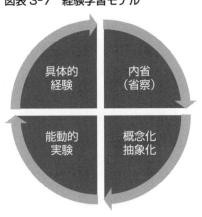

サイクルが繰り返されることで、経験学習が行われるという理論だ。

　最初のステップになる「具体的経験」は、自身が初めて関わる業務や分野に
直面し、それまで培った知識や技術が適用できない経験をしたときに、予期し
ていない結果を得ることをいう。

　「内省」は、経験したことを振り返り、うまくいった要因は何だったのか、
失敗の原因は何だったのか、どうすれば良かったのかを、自分のなかで分析、
検証することである。自らの行為や経験、出来事の意味を、俯瞰的な観点、多
様な観点から振り返り、理論と経験をつなげること、意味づけることをいう。
結果について、あらゆる角度から検証することによって、結果を導いた様々な
理由に気付くことができる。

　「概念化・抽象化」は、経験と内省によって得られた気付きを、その事象の
本質的な部分を抽出し、ほかの場面でも応用できるように、自分の中でルール
やスキーマ、持論に昇華させることである。ここで構築される持論は、アカデ
ミックな世界でいう理論ではなく、自分の中で１つのパターンとして持論化さ
れた“マイセオリー”で構わない。

　「能動的実験」は、概念化・抽象化によって構築された“マイセオリー”を、
新しい状況下で実際に試してみることだ。仕事の場において、理論やスキーマ

は、実践展開されることに意味がある。そしてここで得られた結果が、再び経験学習モデルの具体的経験となり、次のサイクルが始まっていく。

　仕事の吸収力が高い人、成長の早い人は、経験学習モデルのサイクルが高回転で回っていると言われている。

　薬剤師の日々の業務においても、経験学習モデルが回転する機会は多いはずだ。病院薬剤師であれば、日々の臨床現場において具体的経験をする機会は多いだろう。自身にとって未知の場面は多々出会うだろうし、予期しないことが発生するのは日常茶飯事のはずだ。症状の安定した患者と接する機会の多い薬局薬剤師においても、服薬支援からクレーム対応、さらにはスタッフのマネジメントまで、新たな場面に直面する機会はいくらでもある。

　日々発生する事象に対して、意識的、無意識的を問わず、経験学習モデルのサイクルを回しているか、それとも内省をせずに経験をスルーしてしまうか。1つ1つはたいした差にならないかもしれないが、積み重なると大きな差になることは容易に想像できるだろう。自身の成長を促すためには、経験学習モデルを意識的に回すことが有効になる。

　経験学習では、「自分で考える、行動する」ことがポイントになる。自分で試行錯誤しながら取り組むことに意味があり、人に指示されて行っている場合、その効果は薄いものになってしまう。そして何かしらのアクションを起こして得られた結果に対して、振返り（内省）の時間を意識的に設けることだ。日常業務に追われていると、この振り返りの時間がなかなか確保できない。あえて時間を確保し、自分のなかでしっかりと考えることが大切になる。

3-2-3　コモディティ化した仕事からの脱却

　コモディティ化とは、もともとは高付加価値があるものとして扱われた製品やサービスが、市場の拡大と他社の参入によって、品質、機能等の差がなくなってしまうことである。コモディティ化が進むと、付加価値の差が生じなく

なるため、価格競争が始まっていく。

　コモディティ化の対義語は「差別化」だ。市場で生き残るためには、付加価値を高めてコモディティ化を回避し、競合と差別化していくことが必要になる。

　薬剤師の仕事においても、第三者から評価されるためには、薬剤師として差別化される存在になる必要がある。コモディティ化された業務しかできないようであれば、差別化されることはなく、代わりのきく人材として扱われてしまう。もっといえば、薬剤師が過剰になるなかで、高い報酬を払ってまで勤務してもらう必要のない人材になってしまう。

　ではどうすれば差別化される人材になれるだろうか。

　仕事のコモディティ化を考える上では、北野唯我氏が『転職の思考法』のなかで解説している「仕事のライフサイクル」というフレームワークがわかりやすい（**図表3-8**）。仕事のライフサイクルでは、仕事は、①ニッチの「イスの数が少なく、替えがきかない」から始まり、②③という順番に移行して、最後は④の「イスの数も少なく、誰もできる仕事」になって消滅していくという一連の流れを示している。すべての仕事には賞味期限があるという考え方だ。

　ニッチの段階では、まだ行っている人が少ないため、代替可能性が低い仕事だが、その仕事が儲かるとわかると、同じ仕事をする人が増えてくる。その仕事をする人が増えれば、できる人が増えていくためスターの段階に移行していく。やがてスターの仕事もできる人が多くなってくると、業務プロセスは誰でも模倣できるレベルに細分化され、再現性のある形にシステム化されていく。業務プロセスを効率化することで、誰でもできる仕事にする必要があるからだ。これがルーティーンワークであり、仕事の「コモディティ化」だ。システム化されるようになると、やがてコストを下げる方向に圧力が働き、仕事は人から機械に置き換わり、最終的に消滅していく。

　薬剤師の仕事を見ても同様のことがいえる。近年の病院薬剤師の仕事をフレームワークにあてはめてみると、**図表3-9**のようになる。

　まずニッチの段階にあるのが、薬剤師外来だ。医師の診察の前に薬剤師が介

図表3-8　仕事のライフサイクル

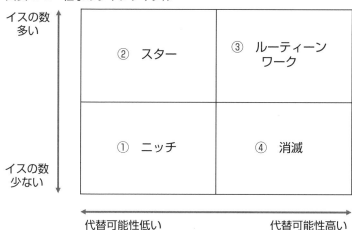

入して、服薬状況や副作用の有無等を確認していく。まだまだ実施している医療機関は少なく、薬剤師外来の経験、ノウハウを有している薬剤師も少ない。ここでは薬剤師外来だけを取り上げているが、救急医療や薬薬連携にかかる業務なども、現時点ではニッチないしニッチとスターの中間的な位置にあるといえる。

　そしてスターの段階にあるのが、病棟薬剤業務だろう。いまや病院薬剤師の花形業務である。診療報酬上の評価は改定ごとにあがり、薬剤師を病棟に配置する病院は着実に増えている。

　ルーティーンワークになっているのが、計数調剤を除く調剤業務だろう。かつては薬剤師の中心的業務でありスターだったが、薬剤師の基本的な仕事として扱われ、代替可能性が高い。さらに機械化も進んでおり、ルーティーンワークから消滅への移行も始まっている。

　そしてまさに消滅しつつあるのが、計数調剤や配薬セットだろう。計数調剤や配薬セットは平成31年4月2日付厚生労働省医薬・生活衛生局総務課長通知「調剤業務のあり方について」（0402通知）によって非薬剤師で構わないと明確に示された。機械化による業務の効率化も叫ばれており、薬剤師の仕事と

しては消滅しつつあるといっていいだろう。

　前章でも述べたが、薬剤師に求める役割は時代の変遷のなかで変化している。

　1874年に医制が交付されて以降、日本の薬剤師の業務は「調剤」に重点が置かれてきた。医薬分業の推進においても、いまでいう対物業務が偏った役割が求められ、服薬指導や投薬した医薬品に対する管理責任は後回しになってきた経緯がある。いまでは当たり前になっている処方薬にかかる情報提供も、薬事法に定められたのは1996年のことである。消滅するとはいっても、患者への薬剤の交付は今後も行わねばならず、調剤業務そのものがなくなるわけではない。北野氏の表現を用いると「仕事が消滅するとは、そのファンクション（機能）がなくなるということではなく、人が担う部分がなくなる」ということだ。

　このようにスターだった仕事も、やがてコモディティ化していくが、同時に新たな仕事も生まれていく。コモディティ化された（ルーティーンワークになった）業務、消滅した業務がいくらできるようになっても評価されることはない。自身を薬剤師として差別化していくためには、コモディティ化された業

図表3-9　病院薬剤師の仕事のライフサイクル

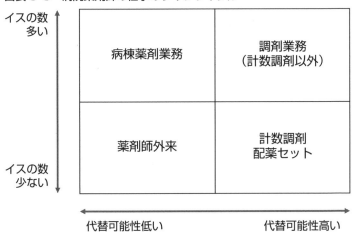

務から脱却し、代替性の低い業務に移行していく必要がある。

3-2-4　専門職と総合職

　図表3-10に薬剤部における地位、役職ごとに求められるスキルの概念図を示した。役職によって求められる能力は異なり、求められるスキルは、対象となる人材の組織内における地位、役職に依存している。各スキルの意味は、下記の通りである。

技術スキル（Technical Skill）

　　　特定の業務を遂行するのに必要な知識、技術

対人スキル（Human Skill）

　　　社交性、リーダーシップ、協調性など

概念化スキル（Conceptual Skill）

　　　複雑な物事をシンプルに理解する力

　役職のない一般薬剤師にとって求められるスキルの中心は、技術スキルになる。イメージとして、新人薬剤師への教育を想像すると良いだろう。まずは一人前の薬剤師になるための基本的な知識、技術の習得が求められる。一般薬剤師は、病棟業務であっても、セントラル業務であっても、その最前線で働く薬剤師であり、求められるスキルとして技術スキルが特に優先される。

図表3-10　地位、役職ごとに求められるスキル

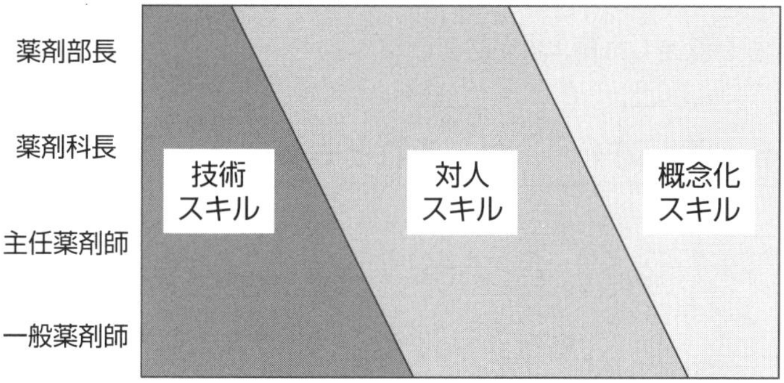

　主任（係長）薬剤師になると、技術スキルへの期待が減り、概念化スキルの割合が上がる。概念化スキルとは、複雑な事象、物事をシンプルに理解する能力だ。対人スキルのウエイトは変わらない。そして薬剤科長（課長）になると、さらに技術スキルの割合が減り、そのぶん概念化スキルの割合が増加していく。

　役職が上がっていくにつれて、部下・後輩への指導や他部署との交渉、調整などを求められる機会が増える。そのため、対人スキル、すなわちコミュニケーション能力は特に必要なスキルになる。対人スキルに関していえば、地位、役職に関係なく、高い割合で求められる能力であり、どの職種においても必須のスキルだ。

　さらに薬剤部長になると、病院全体の運営に携わっていく経営幹部のポジションとなり、概念化スキルが求められる。

　医療現場では日々いろんな問題が起きている。概念化スキルが高くなると、問題の本質をとらえ、効果的な解決策を提案できるようになる。経営的な問題においても同様である。こうした概念化スキルは、役職が上にいけばいくほど求められる能力となっている。特に全体を統括する薬剤部長を含めた経営幹部にとって、概念化スキルは重要なスキルといえる。

　薬剤師は専門職であるがゆえか、技術スキルの研鑽への意識は高いものの、対人スキルや概念化スキルへの意識は低いように思う。地位が上になっても、相変わらず技術スキルばかりを追ってしまう薬剤師はけっして珍しくない。地位によって求められるスキルは何が違うのか、前述した世代ごとの求められる能力と同様に意識した働き方が必要になる。

3-2-5　薬剤師＋○○か、それとも薬剤師×○○か

　キャリアデザインとは、キャリアのポジショニング戦略と考えることもできる。

　キャリアのポジショニングを考えるにあたり、「薬剤師＋○○」「薬剤師×○

〇」という表現はわかりやすいかもしれない。

　＋〇〇、×〇〇は、見ての通り計算式で、数字が大きくなるほど、市場における希少性の高さを表す感覚的な数値だと思ってもらうとよいだろう。では＋〇〇、×〇〇とはどういうことだろうか。

　薬剤師のキャリア形成は、当然ながら、薬剤師国家試験に合格したら終わりではない。その後の仕事等を介した経験や知識・技術習得によって、何らかの＋aを持つ薬剤師になっていく。これがキャリアアップである。この＋aが、同じ薬剤師であっても、他とは違う何者かになっていく部分と言える。

　＋aはどうやって形成することができるだろうか。

　一般的なところでは、認定・専門薬剤師の取得が挙げられる。認定・専門薬剤師は、資格上のベースになる薬剤師免許の上位資格といえる。取得していない薬剤師と比較して、経験、知識を有していることを証明でき、専門領域も明確に示せるので、誰が見てもわかりやすい差別化が可能になる。薬剤師としてずっと働き続けること、薬剤師としてのキャリアアップを考える場合、まずはこの上位資格の取得を目指すのが王道だ。さらにいえば、医療業界そのものが資格社会のため、上位資格の保有は評価を受けやすく、信用されやすい風土がある。筆者は経営コンサルタントの立場から、病院薬剤師の先生方と業務の進め方、考え方に関する面談をする機会が少なくないが、日常業務を一通りこなせるようになった若手の薬剤師には、キャリア形成の次のステップとして、認定・専門薬剤師を目指すことを勧めている。

　ただしキャリア形成上で忘れてはいけない視点として、認定・専門薬剤師になることは薬剤師＋〇〇ということだ。あくまで薬剤師免許の上位資格であり、認定・専門薬剤師を取得したことは、本来の薬剤師業務の延長線上にある専門性を証明するものであり、それ以上ではない。薬剤師としての価値に、＋〇〇としての価値、評価となる。また「病院薬剤師かつ〇〇認定薬剤師」という同様のステータスをもつ薬剤師も少なくないため、資格それだけでは希少性が高いとは言えない。現状は独占業務といえるような指導料、加算も少ないため、評価や給与が一気に上がるということも通常は考えづらい。もちろん＋〇

○によって希少性の度合いは上がるため、何もない薬剤師よりは遥かに評価を受けやすい立場にあることは間違いない。

　次に「×○○」に相当するのは、薬剤師の本来業務とは直接関係のない経験、スキルであると考えている。例えば、システム開発の実務経験を有している等である。

　例えとしてシステム開発を挙げたが、仮に薬剤師としての勤務経験を有する者が、次の職場でプログラミングを担当していたとする。そうすると、プログラミングスキルがあり、システム開発の経験がある薬剤師というキャリア上のポジショニングになる。薬剤師としての現場経験があり、システム開発でも戦力になる。そのような人材は滅多にいないため、薬剤業務関係のシステム開発をする企業にとっては、喉から手が出るほど欲しい人材かもしれない。市場ニーズがあり、かつ希少性が高いため、その薬剤師に対する評価は必然的に高くなる。もっと言えば、単に薬剤師×○○ではなく、認定・専門薬剤師であれば、（薬剤師＋○○）×○○となるため、人材としての評価はさらに高くなるということだ。

　ここでいう実務経験というのは、趣味程度のスキルではなく、ビジネスレベルのスキルである。×○○とスキルレベルに関しては、都内の中学校で初めて民間人の校長となった藤原和博氏が提唱する100万分の1の人材になるという考え方が参考になる。100人に1人のキャリアを3つ持てば、1/100 × 1/100 × 1/100で100万分の1のレアキャラになれるという意味だ。そのなかで興味深いのが、1/100のキャリアをつくるためには1万時間が必要としている点だ。1日8時間、365日休まず取り組んでも3年ちょっとかかる計算になる。石の上にも3年ということわざがあるが、キャリアとして認められる程度のスキルをもつには、やはりそのぐらいの時間がかかるということだ。

　少なくとも薬剤師として数年間働いてきた時点で1/100のキャリアを持っている。そのうえで薬剤師としてどのようなポジショニングを目指すか、次の1/100のキャリアを目指すのか、ひとぞれぞれのキャリアデザイン戦略が必要になる。

3-3 キャリアパートナーの視点

プロファイル

相談者：木下真紀さん　28歳　女性　都内私立大学の薬学部卒

　　　　既婚　子ども0人

　　　　ケアミックス病院に勤めていたが、夫の転勤により地方から都内へ
　　　　引っ越しすることになり転職活動を始める。

木下真紀さんの相談内容

> ①転勤による転職先の考え方
> ②自分の生活にあった働き方はどうしたら良いか

3-3-1　将来のライフイベントに備えて実務経験を どこで得るか

　木下の場合は結婚をし、これから子育ても経験したいという夢を描いていた。また、転勤のあるパートナーであったためどこでも働けるキャリア構築を目指すメリットが大きい。そうすると、全国に職場がある病院、薬局、ドラッグストアになる。全国どこでも働く場所があるというのは薬剤師にとって一番の魅力であり、強みである。

　木下と村田は話の中で、大手・中規模薬局チェーンを検討している。理由は、3つである。

　　１．未経験で１から調剤薬局のいろはを学ぶことができる

　　２．全国に展開をしているため、転勤の場合は異動ができる可能性がある

　　３．福利厚生が整っており労働環境が比較的安定している

　しかし、もし木下が転勤の可能性がなければ、薬局チェーンにする必要もない。このケースでは初めての転職活動で調剤薬局を検討している。もし、中途採用で大手全国チェーンで内定をもらえるのであれば、検討の余地がある。ただ、チェーン店企業は、人事、賃金制度を標準化しているため給与が低くなってしまうことがある。第１章でウェルビーイングによる価値観が年収である場合は、割引が必要である。

　薬剤師は、言わずと知れた女性が多い職場である。木下のように30歳前後の女性薬剤師の転職で気を付けることがある。このセクションでは、女性薬剤師にかかわらず、男性薬剤師も一緒に理解を深めて欲しい。相手を理解することはとても重要である。また、昨今ダイバーシティの考えが広がりつつあるのでお互いの事情を把握しておくことが必要だ。

男性女性薬剤師の年収差

　女性薬剤師は、男性薬剤師の平均年収と比べると低い。男性と女性の年収を比較すると、新卒で入社してから段々と格差は広がり、35〜39歳では、約110万円の差が発生している。これは出産・育児に関係することに起因していると考えられる（**図3-11**）。

　実はそのタイミングは、薬剤師のキャリアを丁度伸ばしていくタイミングと重なってしまう。これから管理薬剤師、認定取得を目指し、昇格のタイミングに結婚や妊娠が重ねってしまい、退職や産休・育児休暇の取得にいたる。出産の場合、１年半ほどのブランクを経て復帰をするが、その後ほとんどの人が子育てのため短時間勤務となる。親の援助などがなければ保育園に預けることになり、お迎えに行かねばならない。そこから小学校にあがるまでは、育児と両立する生活環境となるのだ。さらに２人目、３人目の出産となれば育児と仕事の両立はとてもハードだ。

図表3-11

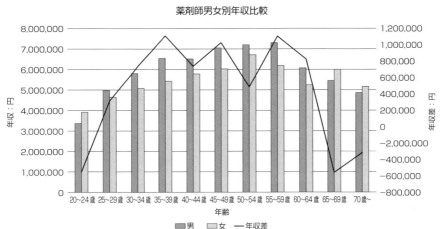

薬剤師男女別年収比較

（出所：令和元年賃金構造基本統計調査／職種別第2表　職種・性、年齢階級別きまって支給する現金給与額、所定内給与額及び年間賞与その他特別給与額／厚生労働省）

　最近は、男性の育児参加も広まりつつあるが、一般的にはまだまだ進んでいないというのが現状ではないか。

3-3-2　出産や子育てに関する11の制度

　読者は、出産や子育てに関する制度は、いくつあるかご存じだろうか。

　実は3つの法律に基づき、なんと11個もある。会社の就業規則に記載されているとは思うが熟読している人は少ない。また、人事担当者が熟知していないこともある。法律で決められていることなのでご自身の権利として理解しておくことが必要だ。

1．男女雇用機会均等法　①母性健康管理
2．労働基準法　②軽易な業務の転換　③産前産後休業　④育児時間　⑤法定時間外労働・深夜業・変形労働時間制の制限

３．育児・介護休業法　⑥育児休業　⑦短時間勤務制度　⑧所定労働時間外
労働の制限　⑨子の看護休暇　⑩法定労働時間外労働の制限　⑪深夜業の
制限

　ここでは、ポイントだけ解説をする。男性も最低限理解しておこう。ご承知
の通り、妊娠から出産までの一般的な期間は40週とされている。出産予定日
まで、約10か月ということだ。

　受精卵が着床するのが３週ほどかかる。この時までは女性も気付かない方が
いらっしゃる。その後体調の変化があり、検査薬で妊娠を認知する。個人差は
あるが、所謂つわりなどの症状が６週目あたりから発生する。ここまで、約１
か月〜１か月半くらいだ。妊娠12週目までを妊娠初期といい、会社にはこの
段階で早いうちに報告、相談をするのが一般的だ。この妊娠初期中に、３つの
制度が関わる。

①　母性健康管理

②　軽易な業務の転換

⑤　法定時間外労働・深夜業・変形労働時間制の制限

図表 3-12

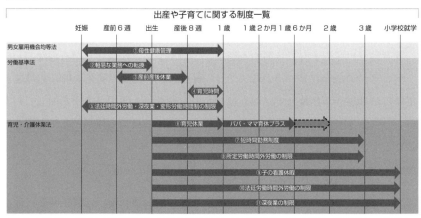

（出所：改訂版　選ばれる調剤薬局の経営と労務管理／水田かほる／山中晶子／日本法令／2020 年／
改訂初刷より株式会社ウィーク作成）

　一言でいえば妊婦さんに優しく対応をしましょうということなのだが、特に①母性健康管理については、妊産婦のための保健指導または健康診査を定期的に受信するために必要な時間を、一定の頻度で確保できるようにしなければならないというものだ。また、主治医の指導を受けた場合は、その指導を守ることができるように勤務時間の変更や勤務内容を軽減する必要があるとされている。この場合、妊婦は通院しなければならないため企業は、通院休暇制度を整備している。通院についての賃金は、企業によって無給、有給と異なるが、求人票に意外と記載されていない制度である。なお、この制度は、企業側から有給休暇を使ってくださいという要請はNGである。

　その後、③産前産後休業に関わる。出産予定日の6週間前（多胎妊娠の場合は14週間）から産前休暇が発生し、出産後8週間が休みとなる。なお、人により早く職場復帰をされる方もいる。その場合は出産後6週間を経過し、医師の判断が必要となる。この期間中は企業からの給与は無給となるが、出産手当金、出産育児一時金がある。

　その後、出生後8週間後は、④育児時間制度、出生後⑥〜⑪の6つの制度が適用される。良く聞く育休、⑥育児休業制度は、出生した日から1歳の誕生日の前日までが休みとなる。要件該当で、1歳2か月まで延長、2歳まで延長が可能である。

　それから、⑦短時間勤務制度があり、こちらも知っておいて欲しい制度の1つである。3歳未満の子を養育する従業員が希望すれば利用できる制度で、原則として所定労働時間が6時間とされているものである。次の項目でも説明するが、元々従業員である者が産前産後、育休復帰を目指すために定着をしてきているが、中途採用で短時間勤務の正社員を募集するケースは極めて少ないことに注意する必要がある。

　子育てサポートや女性の活躍を積極的に推進している企業は、くるみんマーク、えるぼしマーク認定を受けているので企業選びの参考になる（**図表3-13**）。

　くるみんマーク、プラチナくるみんマークは、「子育てサポート企業」とし

図表 3-13

くるみんマーク、えるぼしマーク

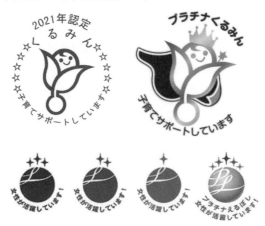

（出所：厚生労働省ホームページより）

て、厚生労働大臣の認定を受けた証である。これは次世代育成支援対策推進法に基づき、一般事業主行動計画を策定した企業のうち計画に定めた目標を達成し、一定の基準を満たした企業に認定されるものであるためハードルは高い。2022 年 4 月にさらに改正された。

　この法律は、次世代の社会を担う子どもが健やかに生まれ、育成される環境を整備するために定められた法律だ。この法律では常時雇用する労働者が 101 人以上の企業は、労働者の仕事と子育てに関する「一般事業主行動計画」の策定・届出、外部への公表、労働者への周知を行うことが義務とされている（100 人以下の企業は努力義務）。そのため 101 人以上の企業は法律遵守が必要である。

　さらに、えるぼしマークは、女性活躍推進法に基づき、女性の活躍推進に関する状況や取組などが優良な企業を認定をする制度である。認定のレベルは 1 つ星〜3 つ星の 3 段階あり、星の数が増えるほど女性活躍が進んでいることを表す。特に女性活躍において優れた結果を収めている企業は、「プラチナえる

ぼし認定」を受けることができる。

　大手企業をはじめ、取得企業が増えてきている。取得していなくても、雇用改善を積極的に実施している企業もある。もし、あなたが今後出産や子育てに関わる可能性があるとすれば、事前にそのような取組みに積極的で理解のある企業や職場環境に身を置いておくことが、安心につながるということは他でもない。

　「両立支援のひろば」http://ryouritsu.mhlw.go.jp/hiroba/

　こちらの WEB サイトで、一般事業主行動計画が公表されているのでご参考にして欲しい。

　話はもとに戻るが、子育てママさんの転職活動で伺ったエピソードがあるので共有したい。

エピソード ・・・・・・・・・・・・・・・・・・・・・・・・・・・・・

いいよ。大丈夫よ。の落とし穴の例

　結婚して5年経ったが中々子どもに恵まれず不妊治療をしていた。そのような中、勤めていた薬局が急遽閉局となってしまった。理由は、門前クリニックの院長が体調の急変により閉院となってしまったのだ。もともと個人経営の薬局であったため、異動ができず新たに職場探しをすることになった。年齢は37歳。まだ若いし働ける状態であったので転職に不安はなかった。とはいえ妊娠を望んでいたため、もし入社してからすぐに妊娠をしてしまったら申し訳ないと思い、妊活中の現状をお伝えした上で面接をし、問題ないということで入社が決定した。ところが入社して3か月が経ったところで、念願だった妊娠になった。しかしつわりが酷く急な休みや、遅刻が発生することになってしまった。申し訳ない気持ちであったが、入社前にきちんと伝えていたし、お休みの連絡をきちんと入れて対応をした。しかし、想像以上につわりはひどく休

みが続いてしまった。

　ある日、出社すると社長から「あんたいいかげんにしてよ！」と罵声を浴びた。

「あんたが、ちょこちょこ休むからみんな迷惑しているんだよ。なあ、みんな！」とパワハラにあってしまう。このお店は女性オーナーが経営している個人店である。どうやら起伏の激しい社長であり、スタッフはその社長に右ならえのお店であった。

　面接のときはとても愛想がよく、「まったく気にしなくて良いよ。大丈夫よ」と言って迎え入れてくれたが、結局、そのあとは、勝手に欠勤扱いにされたり、怒鳴られたり、しかとされたりと仕打ちを受ける羽目になり、泣き寝入りの自己都合退職を余儀なくされた。

　ここは 10 人に満たない個人店であった。就業規則もあるわけではない。すべては社長の鶴の一声であった。社長のご機嫌がとれ、仲が良ければ居心地の良い店舗であったのだろうが、一方で人間関係ができ上がった環境で個人オーナーによるワンマン経営はリスクが伴う。

・・・・・・・・・・・・・・・・・・・・・・・・・・・・・・・・・・

　会社選びをする中で、特に調剤薬局の場合は中小企業が多い。さらに古い体質の会社、昔ながらのやり方をしている経営者も多い。そのような中、採用もままならず好条件の案件が出てきたりするのだが、落とし穴に気を付ける必要がある。そして、業界が狭い上、大事件にしたくないため泣き寝入りしてしまうケースもあるので注意していただきたい。

　仮に１店舗しかない薬局だと、もし万が一、人間関係で問題があれば退職をするしかない。一方で、複数店舗ある会社のメリットは、人事部があり相談ができたり、異動することで環境を変えてその問題を改善することもできる。比較的コンプライアンスも徹底しているため、色々と、大きな会社であると不都合も多いことはもちろんあるが、いざというときはメリットになることも多いのだ。どちらにしても、できるだけ事前に情報を収集して納得できる会社を選

んで頂きたいと思う。

3-3-3　女性薬剤師の転職のチェックポイント

前述の 11 の制度なども含めて女性薬剤師が特に注意して欲しい点が 4 つある。

1．従業員は常時 10 人以上か

　意外と従業員数なんて気にしないとは思うが、確認しておいた方が良い。従業員数は色々と重要な数字で、今回の場合、就業規則を準備する基準の 1 つになっている。常時 10 人以上いる事業者は就業規則の作成義務と労働基準監督署へ届け出をする義務になっている。逆に、10 人未満はそれがないため曖昧なところが多い。もちろん独自で準備、運用をしているところはある。とはいえ、個人経営レベルと会社組織レベルの判断ラインでもあるため、備えていない会社よりは、就業規則はあった方がよく届け出ている会社が良いと思われる。

2．アットホームという強い人間関係

　求人広告や面接時でうちはアットホーム、ファミリーと聞いた場合、どんな印象を持つだろうか。良い意味では、和やか、ゆったり、和気あいあいな職場というイメージがあるかもしれない。一方で、人間関係が強い、人数が少ないといった表現の言い回しかもしれない。特に小さい組織であるが故、人間関係がベテラン陣ででき上がっている可能性が高い。人それぞれかと思うが、出来上がった人間関係の組織に新たに加わり溶け込むには結構パワーがいる。もし、人間関係が苦手な方は、オープニングスタッフ募集や大型店に行き、従業員が多い店舗を選ぶと良い。

　近い将来妊娠の可能性があるということであれば、安心して働ける会社であることにこしたことはない。性格にもよるが、上司や、会社に直接意見や提案をはっきりと言える人は良いが、性格的に言えない人もいる。そ

167

の場合少なくても人事担当者がいたり、人事、労務制度が整っていたり、組織としてのバックアップ体制や協力体制がしっかりと運用されているのか確認すべきである。転職の面接時に可能であれば運用しているシフト表が見れると状況をつかみやすい。

３．出産や子育てに関する福利厚生への取組み

　勤める会社が、出産や育児に対して積極的であるかどうかとても重要なポイントである。法令遵守していることが大事であり、さらに実績もあり、開示されている方がさらに良い。特に、短時間勤務制度がどのようになっているか確認しておこう。

　産前産後休暇後に復帰をすると保育園の迎え時間があるため、短時間勤務をされる方がほとんどだ。勤めていた企業での復帰であれば問題はない。しかし、産休に入る前に会社を辞められてしまう方がたまにいる。もしくは、産前産後休暇後にパートになる方もいる。理由は、会社や同僚に迷惑をかける、パートの方が気が楽である。退職するには丁度よいタイミングだと思ったという声を聞く。

　まず産前産後休暇だが、会社に迷惑をかけるということは基本ない。（社会保険料は労使折半であるが企業も負担は免除されている。休業中の人的補填や事務手続き的な企業負担は発生するが、すべての会社が法律で定められている制度であり気にする必要はない。）

　また、妊娠、出産が退職のタイミングであるという判断は十分に気を付けなければならない。一旦離職してしまうと当たり前だが、再度１から転職活動となる。仮にパート勤務に変更したとはいえ、非正規雇用になる。今回の新型コロナウイルス感染症による社会変化は、こうした非正規雇用のパートや派遣の雇止めが発生し職探しに困った薬剤師は多くいる。同一労働同一賃金が進められているが、現実は正規雇用と非正規雇用の差は残念ながら存在し、妊娠、出産を機にした退職はお勧めはしない。

　近年、多少は働き方改革が進み、雇用形態のパターンが増えた企業はあるが、正直まだまだ足りない。特に、正社員の短時間勤務の採用をしている企業がほとんどないのだ。会社に所属していた人が復帰で短時間勤務というのは許されても、中途採用の段階から短時間勤務採用を行っているところは限られている。

　では、パートはどうか。実はこれも厳しい。薬剤師の転職市場は、新型コロナ以前は、売り手市場だった。パートでも正社員でも薬剤師を採用することが大変困難と思われ、企業は少しでも薬剤師のわがままを聞いて採用しようという売り手市場だった。しかし新型コロナウイルス感染症になり、環境は一変し買い手市場になった。つまり企業側の採用が強くなった。新型コロナ過において、給与の遅延、ボーナスの減少、月給カット、リストラなど様々なことが起きた。

　そうした背景を経て、例えば調剤薬局は、余剰人員で店舗を運営することが少なくなった。企業側としては、なるべく低賃金で長く若い人に働いてほしい。そして、閉局まで働ける人というのが条件が増加した。

　閉局時間は様々だが、地方であれば、17：30、18：00閉局。首都圏、都市部は、19：00、20：00もある。そのため、17時上がり希望、残業不可、土日は休みたいといった、子育て中の薬剤師のニーズにマッチしない現実となっている。また、32時間以上勤務を要望する企業も増えてきている。かかりつけ薬剤師を推進している企業が特に求める数字で、短時間労働者にとってはハードルの1つである。ただし、育児などの短時間勤務が適応されている場合には、週24時間以上かつ週4日以上に要件緩和があるので覚えておこう。

4．超職住接近

　最後にもう1つ重要なのが、勤務地だ。もともと、重要な点でもあるが子どもが産まれるとさらに重要度が増してくる。

　できれば、自宅から30分圏内、人によってはもっと近くの場所を探さ

れることになるだろう。これまで以上に通勤時間を短くし、勤務エリアが狭くなるため、必然的に働ける候補地が少なくなってしまう。通勤時間を選ばなければ広く探すことも可能だが、なかなか妥協点を見出すことが難しい。子どもに何かあったら急に迎えに行かねばならなかったり、通勤時間での疲労の蓄積、また、近ければギリギリまで働くことができるというメリットが大きい。つまり、元々職住接近の職業であったものが、さらに職住接近の希望が高まるため、相当タイミングや運がなければ条件に見合う職場に出会うことは少なくなってしまう。

　こうした、リスクを最小化しておくためにも、30歳前後の女性薬剤師の転職は、予め安定した職場選びを慎重に進めることがとても重要である。

3-3-4　企業勤めを選択する上で気を付けること

　木下は、東京への引っ越しをきっかけにコールセンターの業務に興味をもった。しかし、村田から２つのプランを提示され、夫と検討することとなった。企業勤めにチャレンジする場合、１つ注意点がある。それは、撤退プラン、見切るタイミングである。

　キャリアは実務経験の積み重ねが重要で、３年程度を一人前、経験者と評価する傾向がある。その実務経験をどのタイミングで蓄積するかということが重要である。木下は28歳であり若い。まだまだ、チャレンジができる年齢だ。しかし夫の転勤という要素を抱えているため、考慮する必要があった。31歳まで調剤薬局の実務経験を過ごすか、31歳までコールセンター業務で働き、次の転職の時に未経験での転職活動を行うのかどうかになる。

　筆者は求職者にお会いする中で、３年以内に転職をたくさんしている人に出会うことがある。退職理由を聞けば様々であるが、正直、本人はスキルアップのための経験と言うが一般的には評価できず、体験レベルとみなされる。さら

には、短期間転職は性格に難があるとも思われ書類で足切りされることも多い。そして、仮に企業で働く場合、今後もそれを糧にキャリアアップを目指していくのかを考えなければならない。その道で生きていくのかを覚悟、判断しなければならない。もし、その判断が現時点ではできないとしたら、早い年齢でチャレンジをして、企業就業から撤退、見切るタイミングを検討しておいた方が良い。よく、MR の薬剤師がリストラにあい 40 歳から未経験の薬局薬剤師になろうとする相談があるが、年々厳しくなっている。年収の差、生活レベルが高い、そもそも年齢が高すぎるなどなど。よほど条件が揃わないと MR からの転職はうまくいかないものだ。

　薬剤師の企業勤めというのは、そもそも企業で就業している人数が少ない世界であり、その道で生きていけるかどうか、見極めなければならない。出世の道が開けるのであれば継続、難しければ、早いうちに別の道を選択しなければならない。

第4章

自分らしく、
信頼される薬剤師を
目指すために

Case 4

「こんにちは〜。畑中さん今日は天気が良いわねぇ。良かったらこれ皆さんで食べて〜」

店舗の大家さんであり、患者さんでもある北島さんがいつも袋一杯にお菓子を持ってくる。

「いつもすみません。お気遣いいただきましてありがとうございます」

「いいのよ別に気にしないで！それよりも、そこのスーパーでちょっと美味しそうだからまた多めに買っちゃたのよ。いいから食べて」

「すみません。ありがとうございます」

　畑中祥子は、もともとおばあちゃん子でもあり、こんなやりとりは若いなりに好きな方だ。顔の見える街の薬局薬剤師として新卒からこちらにお世話になり早３年になる。きっかけは実習だった。実は、その時に北島さんに出会ったのだ。

（３年前）

「あら、新人さん？」

「いや、まだ学生で薬剤師の卵ですよ。うちに実習で来ているんです」

「あら、そうなの〜。あ、そうそう、そこで出店があって美味しそうだったから買ってきたの。みんなで食べてね。あなた、お名前はなんていうの？」

「畑中と申します」

「畑中さんね。覚えておくわ。頑張ってね。また、会えるといいわねぇ。それでねぇ店長さん、最近ね、ちょっとだけ頭が痛くなる時があるのよ〜なぜかしら？」

　畑中は、学生ながら患者さんとの距離感が近く相談しやすい薬局ってい

いなと思い、また自分が目指す薬剤師像に合っているかもと感じ、後にこの薬局にお世話になることになったのだ。

（現在）
「ところで畑中さん何歳になるの？」
「今年で27歳です」
「あら、もうそんなに！」
「はい、いま4年目になるんです」
「早いわねぇ頑張ってね！何かあったら私に相談するのよ！笑」
「わかりました」
　これは冗談なのか、本当なのかわからないがなんとなく返事だけした。調子を合わせるところは昔から慣れている。
　実は最近、畑中は少し悩みを抱えているところがあった。そんなことを悟られたのかと一瞬ヒヤッとしたがたぶん大丈夫だろう。勤務薬剤師としてお店の雰囲気や働き方には慣れてきた。慣れてきたこともあって正直物足りなさを感じることが出てきた。私は、これからどんな薬剤師になっていくのだろう。このまま、この店舗で働き続けていくのだろうか……。
　そうだ！真紀先輩に連絡してみよう。
　木下真紀は、大学の先輩であった。都内に引っ越してきて、薬局に転職したってメールが来ていたのでカフェのお誘いをしてみた。

（当日）
「どうしたの、久しぶりねぇ」
「お久しぶりです。先輩また、少し痩せました？」
「あのね。いきなり何なのよ。笑　ありがとう。そうね、少しだけね」
「あのですね。ちょっとご相談がありまして」
「でしょうね。あのメールだと」
「はい。転職ってどんな感じですか！」

「あんたストレートね。笑　転職したいの？」

「あ、いえ、そうではないんですけど……」

「じゃないんですけどなに？」

「あ、いや、今の薬局に勤め始めて3年が経ったんですけど、雰囲気はいいんですけど時間がゆっくりなところもあって、このままで私いいのかなと思ったんですよ。

　そしたら先輩は結婚されたし、引っ越しされたし、転職されたので女性として先輩としてちょっと話を聞きたいなと思ったんです」

「あーそういうことね。祥子は焦ることもないんじゃない？」

「そうなんですか！なんでですか？」

「そうだなー、祥子は今の仕事合っていると思うんだよね。私も薬局は始めたばっかりだから祥子よりは後輩になるけどどうかな、店舗にもよると思うけど、薬局も毎日忙しいよね。私は、病院出身ということもあり、総合病院の門前薬局を希望して今のところに来たの。処方箋対応も遅くはないと思うけど、1日30枚以上は対応するからてんてこ舞いで、まだ慣れないかな。笑　祥子のところはどんな感じ」

「私のところは20枚くらい」

「楽だねぇ！」

「そうなんですよ。それがまたじっくりと落ち着いて、しっかりと話せるからいいんです」

「どんな処方箋が多いの？」

「近くに耳鼻科と内科があってそこからワンパターンの処方箋が多い感じです」

「ちょっと飽きてくるわね。そうねぇ。在宅とか施設はやってるの？」

「在宅は数件程度やってます。施設はやってないです」

「なるほど」

「どう思います？」

「う～ん。もう少し、経験を積んでもいいのかなと思うけど、祥子の性格

や将来どうしたいかにもよるんじゃないかな。私のところはまじで毎日忙しい。次から次へと処方箋が来るから30分や1時間待ちとかにもなる。もうさばくので精一杯って感じなんだけど祥子はそういったところでもいい感じ？」

「いや〜正直……」

「だよね。話方もゆっくりだもんね。笑」

「ですよね……」

「応需科目が少ないというのはネックだけど雰囲気などはいいと思うんだけどねぇ。残業もほとんどないんでしょう？」

「ないです」

「うらやましい。笑　じゃ何が不満なのよ！」

「なんとなく。張合いというかメリハリがないというか」

「そうなの。ないものねだりみたいなものね」

「そうなのかな」

「そうよ。ただ、祥子が今後どんな薬剤師を目指しているのかというのが大切じゃないかな。しっかりと今のところでも何ができるのか、もう一度考えてみたら」

「そうですね」

「ちなみに私は結婚もして、夫の仕事の都合もあり仕方がない面があったと思う。私も正直病院薬剤師は嫌ではなかったし、もっと成長していきたいとも考えていた。でも転職活動していく中で少しずつ整理をして薬局で勤めることにしたのよ」

「へえ〜！」

「地域包括ケアシステムってあるじゃない。その流れで病院と薬局との連携、患者さんの動きというのはとても大切だと思うの。だけど、実際はまだまだスムーズに連携がとれていないと思うの。私は、病院薬剤師を経験したから、薬局側も見てみたいと思ったし、どちらもわかることで活かせることも増えると思ったの。このまま薬局薬剤師を続けるかもしれない

し、もしかしたらいずれ病院薬剤師としてまた頑張るかもしれない。まだわからないけど、まずは薬局でしっかりと実務経験を積んでいこうと思ったのよ」

「そうなんですね。私はそこまでは考えていませんでした」

「いいのよ。私だってつい最近までは病院薬剤師として日々働いて過ごしていたんだから。それでね、祥子がよければ、私の転職を支援してくれたキャリアパートナーの村田さんを紹介するわよ」

「キャリアパートナー？」

「そう、私のキャリアパートナー。別に転職しなくてもいいから話だけでも聞いてみたら？」

「ありがとうございます！」

「祥子の悩みを相談したらいいよ。何か参考になるかもしれないし。話してみると話しやすいし、説明がわかりやすかったの。私も相談してよかったと思っているから祥子も良い機会だからいいんじゃないかな」

「イケメンですか？」

「普通」

「普通か！！笑」

「なんなのよ。笑　めちゃ年上よ。じゃ、あとで連絡先おくるねぇ」

「ありがとうございます」

「じゃ、私はこれから夕食を作るのでそろそろ帰るね！」

「いまからですか！20時ですよ」

「今からよ！主婦もやらないといけないのよ。また今度ゆっくりね」

「はい。すみません。また宜しくお願いします！ありがとうございます！」

　畑中は、少し励まされた感じがし前向きな気持ちになった。真紀先輩は、私の性格ややりたいことをきっとわかっていて話をしてくれたんじゃないかなと思った。畑中は、そもそも自分の性格や考えもあって今の職場に就職を決めた。それが、少し自信が持てなくなってきたのか、忘れてしまっていたのか、当時の情熱が小さくなってしまっていたことに気付い

た。

（WEB 面談当日）
「どうもはじめまして。村田です」
「はじめまして、畑中と申します」
「木下さんからご紹介をいただきまして、この度はお時間いただきまして
ありがとうございます」
「こちらこそありがとうございます」
「早速なんですが、畑中さんは本日ご相談したいことはありますか？」
「あ、そうなんです。私、転職した方が良いでしょうか。今すぐでもない
んですけど、転職するなら 30 歳前までにと聞いていまして、周りの友達
でも転職した人が何人かいるので、した方がよいのか。将来どうしたら良
いのかわからないのと、それと、アロマテラピーに興味があって資格を取
得したんです。それを活かすことはできないかなと思っています。それか
ら、他にどのような職種があるかも知りたいです」
「整理しますと、１つは、転職も含めて畑中さんの将来の見通し
２つめは、アロマテラピ―資格は活かせる可能性があるのか、でよいで
しょうか」
「はいそうです」
「そうしたらは質問の回答の前に少々お伺いしたいのですが、畑中さんは
何故薬剤師になろうと思ったのかと、今の職場に勤めることになったの
か。教えていただけますでしょうか？」
「薬剤師を目指したのは、幼少期に喘息で入退院を繰り返す時期があって、
その時に病院のスタッフにお世話になりました。それで薬を服用していま
したが、とても優しくて親切な薬剤師さんがいらっしゃいまして、不安な
く飲み続けられて良くなったということがきっかけです」
「そんなエピソードがあったのですね。良い経験をされましたね。それで
薬剤師を目指して、薬剤師になった。今の会社との出会いはどんな感じ

だったのですか？」

「実習でお世話になったところでしてそのまま就職することにしました。今の社長がとても優しく良い人で、商店街の中にある薬局なのですが、実習をしているときに患者さんが来られて親身に対応している距離感や対応がいいなと思いました。それで、私も寄り添える薬剤師になりたいなと思ったのが理由です」

「これもまた良い出会いがあったのですね」

「そうですね。今も変わらず良いのですが、就職活動もほとんどせずに就職をしましたので周りのことはよくわからないで今に至ったという感じです」

「なるほど。それで木下さんや周りの知り合いが転職したりなどするから畑中さんとしては、少々不安になったということでしょうか」

「はい、そうなんです。この前、木下先輩にもないものねだりみたいなものねと言われたんです。笑」

「あはは、そうなんですね。それは気になりますからしょうがないですよね。では私から最初に今起きている身の回りの状況や、転職市場、様々な職種についてちょっとご説明いたします。そうすると、畑中さんが見えていなかった部分がクリアになるかもしれませんね。その後に、質問のご相談と致しますが宜しいでしょうか？」

「お願いします」

「では、今の薬剤師の転職市場ですが、新型コロナの影響を受けて、都市部を中心に売り手市場から買い手市場に変わった傾向があります。新型コロナ以前は、薬剤師が不足しており採用ができないと言われていたため、特に調剤薬局業界では薬剤師さんのわがままもある程度聞き入れながら採用をしていました。しかし、ウィズコロナ、アフターコロナ以降は、新型コロナの影響で転職希望者が自粛をして退職者が例年よりも減ったことや患者が減って業績が悪化したため、中途採用の停止や採用条件の制限がかかるようになりました。つまり、経営の圧迫と先行き不透明なため、企業

側の採用ハードルが上がって転職しにくくなったということですね。

　また、業績が悪かった店舗等は、パートや派遣の雇止めやボーナス減が発生するなど仕事を失ってしまい、やむなく転職活動する人たちも増えたんです。そのため、働きたい薬剤師と採用しづらい会社の都合があり、需要と供給のバランスが崩れてしまっています。ちなみに、畑中さんのところは来店患者さんはいかがでしたか？」

「うちも耳鼻咽喉科がメインでしたので、一時かなり処方箋が減りました」

「耳鼻咽喉科でしたか。それは大変ですね。それと全国的に小児科も処方箋数が減ったと言われていますから」

「社長もちょっと頭を悩ませていましたが、影響の少ない他の店舗もありましたので、なんとか大丈夫だったようです」

「畑中さんにも特に影響はなくてよかったですね！」

「はい」

「また、同じように新型コロナの影響を受けた企業が製薬メーカーです。非接触活動を強いられましたので、特に MR の風当たりは強くなりました。もともと少しずつ MR 数は減っていましたがさらに減少することになり、昨年大手製薬メーカーをはじめとして、早期退職者を募るリストラもあったりしました」

「そうなんですね」

「その中に薬剤師資格を持たれている MR も当然いらっしゃいますが、すぐに転職先がみつからず困っている人も多くいらっしゃいました。一方で、MR を減らしたものの製薬メーカーは IT 投資を加速したので、そちらの分野の業界は特に好調なんですよ。DX とか聞いたことありますか」

「はい、あります」

「DX はデジタルトランスフォーメンションの略で、デジタル技術を通じて変革という意味です。薬局でいえば、例えばオンライン服薬システムの導入や、散剤・錠剤の分包機、調剤監査システムといったところでしょうか。製薬メーカーでは特に学会や、講演会などを開催することができなく

なりましたので、WEB を使ったオンライン会議システムを導入したりするようになったんです。それと MR を通じたプロモーションではなく、インターネットを通じたプロモーション、マーケティング活動に力をいれるようになったので、このような仕事を手掛けている、メディカルプラットフォーム会社や医療広告代理店会社は好業績になっているんです」

「そうなんですね」

「それから、身近なところでもう１つ新型コロナで恩恵を受けた業界がありますがわかりますか？」

「ドラッグストアですか？」

「正解です！こちらは巣ごもり需要というのが発生したのと、マスクをはじめとする衛生用品がとても好調だったので各社とも軒並み好業績でした。その結果、収益が大幅によくなりましたので、潤沢な資金で、併設調剤薬局を多数展開しようと各社出店計画を立てており、新卒採用数が増加しているんです」

「そういうことなんですね」

「ちょっと説明が長くなってしまいましたが今置かれている状態を整理すると、薬剤師の転職市場のバランスが崩れてしまった。新型コロナの影響で、非正規労働者の雇止めやリストラがあり求職者が溢れた。その結果、新型コロナ以前に比べて中途採用が厳しくなった。一方で IT 企業や医療広告代理店、ドラッグストアは業績好調で採用が積極的になった。そして、この動きは当面戻ることがないと言われています。ざっくりとお話をしましたがイメージできましたでしょうか」

「はい、わかりました。ありがとうございます。今大変な時期になるんですね」

「そうですね。時代の変わり目ですね」

「では、１つ目の転職を含めた将来の見通しですが、こちらは結論から申し上げますと畑中さんの場合、未経験職種であれば 30 歳前ですので転職

のタイミングとなります。未経験業種を希望されないのであれば、今でなくても良いということになります」

「やっぱりそうなんですね」

「一般論として、薬剤師にかかわらず未経験でのキャリアチェンジは30歳までという暗黙の常識ができています。ただ、薬剤師の場合、資格を持っているから大丈夫だという安心感を持っている人が多い印象があります。そのため、そのタイミングを逃す方がいらっしゃいますね。畑中さんはまだ27歳でいらっしゃるので、まさにそのタイミングであるというところです。何か興味がある職種などあるのでしょうか？」

「企業勤め、オフィスワークに興味があります。学生の時に実習で病院にも行かせていただきましたが、正直向いていないなと感じたこともあり、また、ドラッグストアは友達から体力勝負なところがあるよと聞かされていたこともあり、あまり重いものを持ったりする労働は苦手だと感じていました」

「それで、薬局を選んだんですか」

「そうです。消去法的なこともありましたが、薬剤師として落ち着いて仕事ができるところがいいなと思いました」

「そうなんですね」

「正しかったかはわかりませんが、私なりに……」

「良いですよ。自分に合うかどうか考えて選んだわけですから。それから畑中さんは、とても笑顔が素敵でいらっしゃいますよね。何かアルバイトなどの接客のご経験があるのですか？」

「あります。学生の時に、パン屋さんに勤めていました」

「町の中にあるパン屋さんですか？素敵ですね」

「はい、そこで接客販売をしていました」

「薬剤師は対物から対人へという動きがありますのでコミュニケーション力はとても必要とされています。そういう観点からも畑中さんの優しい人柄も含めて伝わってきますので良いですね」

「ありがとうございます。あまり褒められることはないので恥ずかしいですが」

「そうですか。きっと今の職場でも畑中さんの魅力は十分に伝わっていると思いますね。話を元に戻しますが、企業への転職のタイミングですが、先も申し上げました通り未経験であれば今ということになりますが、その他は、人それぞれです。ご紹介いただきました木下さんは、結婚や転勤という明確な理由がありました。人それぞれ、待遇面であったり、人間関係であったり、体調であったり、キャリアアップを目指したいなど理由は様々です。畑中さんの場合で言えば明確な理由が不明で、そもそも今、キャリアチェンジをする必要があるのかと思います。今の職場へ不満とかございますか？」

「いえ、特にありません。むしろ良くしていただいていると思います」

「そうなんですね」

「社長もいい人ですし、他店舗のスタッフともみんな仲が良いですね」

「いいですね。では、ちょっと画面を共有しますので、こちらをご覧ください。縦軸が、主に薬剤師さんが働いている就業先の職種になります。今回、企業側へのご検討ということになりますが、様々ございます。すべてをご説明するには時間がかかりますのでポイントをお話しします。企業の管理薬剤師、コールセンター DI、研究、CRA、CRC、薬事、MR、メディカルライター、品質管理・品質保証といった職種があります。すべてに薬剤師の資格が必要かといえばそうではありませんが、薬剤師資格を持っている方が活躍している職種です。

　ちなみ畑中さん、英語はどの程度できるのでしょうか。TOIEC は受けましたか」

「はい、英語は、スピーキングは少しです。一度受けましたが 700 点くらいでした」

「そうですか。企業に転職をする際に、結構英語力ってポイントです。もちろんなくても大丈夫なところはあります。ですが例えば、外資系企業や

グローバル企業への転職では必須・歓迎をされまして、選択ができる企業や職種が増えます。今後英語への取組みは進めていかれる感じでしょうか？」

「嫌いではないので必要であればという感じで、特に考えていませんでした」

「かしこまりました。薬剤師と英語は相性がいいですから、もし、さらに身に付けたいと思うのであれば、TOIEC をできれば 750 点以上目指して頂くと、候補先企業が増えます。英語力は、企業の場合でしたらプラス評価になります。それから CRA 臨床開発モニター職というのがあります。ご存じですか？」

「はい。友達が働いていまして聞いたことはあります。治験に関するお仕事ですよね。出張とかあるのではないでしょうか」

「おっしゃる通りです。薬の安全性と有効性を証明する症例データを収集する業務で、プロジェクトに参画している医療機関に出向くことがありますので、出張があります。外資系の企業のプロジェクトであったりすれば、英語力も問われたりします。コミュニケーション力は重視されるので畑中さんのようなコミュニケーション力が高い方は評価されると思います。同様に電話応対業務が中心のコールセンターも同じです。企業は昔からサービスを提供する側であり、お客様商売ということがありますので、コミュニケーション力をとても重要視しています。また、業務処理能力の素質を求める傾向があります。」

「マルチタスクという言葉は聞いたことはありますか？結構これは企業で働く方のキーワードでして、複数の仕事を同時進行で行えるかどうかです。複数のプロジェクトを同時進行し、スケジュールの管理を行っていかないと仕事が回りません。現地ヒアリングを行ったり資料を作成したり、折衝業務があったりと色々な人と関わる人が多ければ多いほど必要な能力です」

「へえ～、そうなんですね」

「そうですね。畑中さんでしたらできるのではないかと思うところではありますが、お話を伺っていると、今の調剤薬局でキャリアを伸ばしていくということが合うのではないかと思います。」

「それと、その他の職種ですが基本的に企業への転職活動は面接が２〜３回あり求人数が少ないのと、即戦力の採用となりハードルは少々高くなります。WEBテスト、性格診断テスト、課題があったりします。また、どうして企業で働きたいのか、将来どうなりたいと考えているのかなど質問にしっかり答えていかないといけません。今のご心境ですと、転職動機が不完全なのでもう少しはっきりさせていく必要があります」

「そうですね。たしかに動機は不明ですね」

「今日は転職には動機が大事なんだと知れたということでいいと思います。すぐに答えを出す必要もないですから。今日をきっかけに、自分は、何のために働いているのか。誰のために働いているのか。将来どうなりたいのか、何を実現したいのか、向き合ってみてはいかがでしょうか。

　これは、とても大事なことです。現在、畑中さんの幸福度はそこそこ満たされていると思います。しかし現在の不安というのは、自分は何のために毎日働いているのかという使命感が薄れている気がします。それは、業務に慣れてきたということもありますが、忘れかけてしまっている可能性があります。

　薬剤師を目指したきっかけや今の会社にお勤めになったきっかけを先ほどお伺いしましたので、畑中さんは、企業で働いてキャリアアップをするのではなく、元々思い描いていた原点の道で理想を追求して進んでいくのが良いのではないでしょうか」

「そうですね」

「１つご提案として、こんなプランが考えられます。今27歳ですよね。そのまま引き続き現職で働かれて、できれば30歳までに管理薬剤師になり実務経験を少なくても１年以上の経験を得ること。管理薬剤師になり、１〜３年経験すると、29〜32歳ころになると思います。このころライフス

タイルも変わっているかもしませんので、その時にまた考えるタイミングが来ると思います。例えば先ほどの CRA やコールセンターの募集があれば応募の検討をしても良いと思います。また、企業の管理薬剤師という職種にも出会えるかもしれません。ただ、1つだけ注意しなければならないのは、キャリアチェンジになりますので、その時得られている年収よりも下がってしまう可能性は十分あり得ます。もちろん現状維持もしくは上の評価をいただけたら何よりですが、そういったリスクはあるということです。

　ですから今は、調剤薬局でしっかりとキャリアの伸ばしていくということです。いま4年目ですから、来年5年目になると、認定取得に向けて動けます。そうすれば、さらに薬局薬剤師としての視座も高くなりやるべき方向性が見えてくるのではないでしょうか」
「そうですね！」

「最後にアロマテラピーの資格は活かせるのか。というご質問ですが、結論から申しますと、一部を除き転職が優位になることはほとんどないですし、活かすことは難しいです。最近、薬局でアロマやハーブを物販で販売するところが増えてきているところもあるので、そういったところでは活かせるかもしれません。しかし、やはりメイン業務は薬剤師である以上、プラスアルファの側面が強い資格だと思います。海外で注目されているということなどから関心を持たれているのかもしれませんが、畑中さん、アロマテラピーをメインで働くということはお考えではないですよね」
「はい」
「であれば、あまり優先順位を高くされなくて良いと思います。どうしてもそれをメインとして薬剤師のキャリアを伸ばしたいというのであれば、検討しましょう。しかし、薬剤師がメインでアロマに関わりたいのであればそれは、優先順位を低くしてご検討なされてはいかがでしょうか。ちなみに、今の店舗では活かせないのでしょうか？」

「実は、社長にお願いして少し仕入れさせていただき、店舗で取り扱っている商品はあります。ですから、全く活かせていないというわけでもないです」

「そうなんですね。よく話を聞いてくださる社長さんですね。また、ご相談できる関係でもあるのですね。それはそれで、現時点で活かせている環境でありますので、今のところで１人１人の患者さんと向き合いながら効果、効用や喜びの声をもらえると良いですね」

「はい。わかりました」

「そうすると、やはり今は無理に転職先に求める必要はないんじゃないでしょうか。企業ワークとなればアロマからは離れますし、もし、他の薬局で今以上にアロマを積極的にやっている会社が仮にあったとして、そちらの方が魅力的であればその時検討されてみてはいかがでしょうか。少なくとも今お勤めの会社はとても良く思えますが」

「そうですよね。そうなんですよね。笑」

「そうですよ。アロマはまだ、医療保険の適用になっていないなど治療効果があるとは言い切れないところがあります。それでもそれで体調が改善される方もいらっしゃるし、心が落ち着く方もいらっしゃいますよね。そういった患者さんも含めて畑中さんが患者様に寄り添って適切なアドバイスをされたら喜ばれますね」

「はい、ありがとうございます」

「ということで、ご質問の回答となりますが、いかがでしょうか。その他ありますか」

「ついでにもう１つすみません！よろしいですか」

「大丈夫です」

「今のお店なんですが、一応、面対応で他の科目も来ることはくるんですが、耳鼻科が多くて少々退屈なところがあります。これって、経験している応需科目は転職のときに影響はありますか」

「なるほど、良い質問ですね。応需科目の経験はあるに越したことはない

です。やはり単科だけの経験だけですと先々のことや、キャリア、知識面からみても不足がちになりますので、できる限り増やしていけることが良いですね。今の会社は１店舗だけではないですよね？」

「はい、全部で３店舗あります」

「それでしたら、会社に相談して異動させてもらうとか、働きかけをしてみてはいかがでしょうか。または、新店の話とかはございませんか。きっと、社長は畑中さんの将来をよく考えてくださっているような気がします」

「ありがとうございます。新店の話も実はあります」

「あるんですね！でしたら、社長さんとじっくり話してみてください。それと、私から追加でアドバイスですが、畑中さんは車の運転はできますか。在宅の経験はありますか」

「車の運転できます！在宅の経験もあります」

「それはよかった。最近は、応募条件に車の運転ができる人という記載があったりします。これは、在宅や施設を担当している薬局に多いです。ですから経験があるということでしたら安心ですね。どこの薬局も在宅、施設調剤を受注して増やしている傾向があります。また最近は、在宅専門の調剤薬局とかもあります。地域包括ケアシステムがどんどん進んできていますので、薬局の在り方もどんどんと変わってきています。その変化に順応しながら自らを成長させるため、ご自身のお店で何が患者様のためにできるのか、できていないのかを理解することが大事だと思います。是非、畑中さんには地元で頼りにされる、地域一番の薬局薬剤師！を目指して欲しいですね。畑中さんでしたらできるのではないでしょうか」

「まだまだですが、頑張ります。今日はとても勉強になりました。ありがとうございます」

「とんでもございません。では、今日はこの辺で。お疲れ様でした」

　畑中は、村田に背中を押された感じがした。それと、自分の職場がまた

一段と良く見えるように思えた。改めてもっと頑張らないといけないといけない。新店の話も出てきているのでいつでも、任せてもらえるように明日から仕事に打ち込むやる気が出てきた。

4-1 薬剤師の転職事情

4-1-1 薬剤師の転職戦線異常あり

　公共職業安定所（ハローワーク）が公表する求人倍率の統計データより、2016 年 1 月以降の医療職（パートタイムを除く）の有効求人倍率の推移をグラフにまとめた。

　同統計データでは、薬剤師は「医師、歯科医師、獣医師、薬剤師」に分類されるが、「医師、歯科医師、獣医師、薬剤師」のフルタイム求人のうち、およそ 9 割を薬剤師が占めている。実質的に薬剤師の有効求人倍率に近い値になっていると考えられるため、ここでは便宜上、薬剤師の有効求人倍率として扱っていく。

図表 4-1　医療職の有効求人倍率の推移

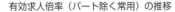

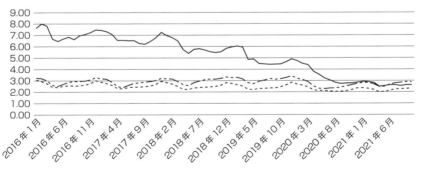

（出所：「職業安定業務統計」より株式会社メデュアクト作成）

　過去を振り返ると、2016 年頃の薬剤師の有効求人倍率は 7 ～ 8 倍前後で推移していた。これは、新しい職場を求める薬剤師 1 名に対して、平均 7 ～ 8 社の求人案件がある状態を意味する。いかに当時の薬剤師が売り手市場（応募する側が有利な状態）であったかがわかる。

　2018 年度診療（調剤）報酬改定を挟んで、有効求人倍率はやや低下するものの、それでも 5 ～ 6 倍の高い水準で推移していた。しかし 2019 年度に入り、有効求人倍率は一段下がり、 4 ～ 5 倍の範囲で推移するようになる。しかし、「医療技術者」（臨床検査技師、放射線技師、理学療法士、歯科衛生士など）、「保健師、助産師、看護師」は 2 ～ 3 倍であることを考えると、薬剤師はまだまだ他の医療職と比較しても売り手市場であった。ちなみに、同じ期間の経理や一般の事務職の有効求人倍率は 0.3～0.6 倍程度で推移している。医療職がいかに仕事を失いづらい職業であるかがわかる。

　2020 年春に大きな環境変化が起きた。新型コロナウイルス感染症である。新型コロナウイルス問題が出てくる直前の 2019 年 12 月の有効求人倍率は4.90 倍だった。しかし、その後は急速に低下。2020 年 4 月に 4 倍を切り、2020 年 8 月以降は 3 倍を下回って推移している。わずか 1 ～ 2 年の期間に半分以下になった形だ。

　2021 年に入り、他の医療職の有効求人倍率は若干上がってきたが、薬剤師に限っては更に低下している。2021 年 4 月以降は 2.5～2.6 倍を維持しているものの、2021 年 6 月にはついに「医療技術者」の有効求人倍率を下回ることとなった。医療職以外と比較すれば、まだまだ恵まれた環境にあると言えるが、薬剤師の雇用情勢が急速に買い手有利に動いていることは疑う余地もない。数年前と同じ感覚で転職しようとしても、従来のようには進みづらくなっていると思っておいた方がいいだろう。

　2020 年 3 月 10 日に開催された中医協総会では、新型コロナウイルスの影響による診療報酬の算定状況に関するデータが示された。2020 年 6 月以降は回復傾向が見られたものの、それでも 2020 年 12 月の医科、調剤のレセプト件数は、いずれも対前年比でマイナス 8.4％だった。入院は 9-10 月に対前年比を

上回るほどに戻っているが、外来は病院、診療所ともにマイナス 10％前後の水準で推移した。診療科別では、小児科、耳鼻咽喉科、内科において患者数が回復しなかったようだ。また第2章でも述べた通り、生活習慣病の薬物治療では、1か月に1回受診していた患者が、2か月ないし3か月に1回の受診に移行した。アフターコロナの受療行動が、ビフォアコロナの時とまったく同じになることは考えづらく、一定割合の受診回数は減少したままになるだろう。

　処方箋枚数が減れば、単純に保険薬局への技術料収益が減り、そのぶん人員も不要になる。もともと有効求人倍率は低下傾向にあったが、新型コロナウイルスによって起きた患者の受療行動の変化が、薬剤師の有効求人倍率を更に一段下げる結果になった。

4-1-2　薬局経営者は十人十色　─転職先の考え方─

　現在勤務する薬局の経営者が、どのような薬局を目指しているか、どのように医療に貢献したいと考えているかを理解しているだろうか。もしくは転職したいと考えた場合、どのような視点で職場探しをすれば良いだろうか。

　筆者は仕事柄、いろんな経営者にお会いするが、下記A～Fのコメントは、6人の薬局経営者が、自身の経営する薬局が目指していることについて語ったものだ。

A「日本の薬物治療をもっと良くするために、新しいことにチャレンジしていく」

B「患者さんが薬剤師をカッコいいと思えるような薬局にしたい」

C「地域医療を薬剤師の立場から支えていきたい」

D「政策によって潰されないように、平均的な薬局であればいい」

E「とにかく処方箋を1枚でも多くこなしてくれればいい」

F「企業として、利益の最大化を目指さないといけない」

　1人の薬剤師として、医療人としてみたとき、これらのコメントに何を感じ

るだろうか。どの経営者と一緒に働きたいと考えるか、そこが大切なポイントである。実際、経営者の考え方次第で、薬局の姿は大きく変わる。例えば、Ａの薬局とＦの薬局を比較したとき、薬局運営にどのような違いが生じるかを想像してみよう。

まずＡの薬局の場合、調剤報酬がつかない行為であっても、薬物治療の質の向上に寄与することであれば、積極的に取り組むことを推奨するだろう。いままでは調剤後薬剤管理指導加算として点数評価されるようになった電話等によるフォローも、もともとは一部の薬局が薬物治療の質向上のために必要だと考え、調剤報酬の有無に関係なく、取り組んでいたことだ。多少のコストが発生しても、必要と考えることはやる。患者さんのために、もしくは薬物治療の質向上のためにという考えが、薬剤師業務を通じて表現されていく。

一方、Ｆ薬局の場合は利益の最大化が企業活動の目的になっている。調剤報酬で評価されない行為は、患者が求めることであっても無駄だから止めるように指示されるかもしれない。とにかく余計なことはせず、１枚でも多くの処方せんを受け付けることが求められるだろう。コスト削減のために、医療安全や患者満足度に多少目をつぶってでも、最低限の人員、設備でのオペレーションを強いられることもあるかもしれない。経済的利益を上げることが目的になれば、当然の流れだろう。

Ａの薬局とＦの薬局は極端な比較かもしれないが、勤務する薬剤師の働き方、求められる仕事は当然変わる。Ａ〜Ｆの考え方には正解・不正解はない。しかし、たとえ生活のためであっても、自分が共感できない仕事、自分が信じられない仕事を遂行することは、とても大きなストレスになる。様々な価値観があると思うが、自身が経営者の考え方に共感できる組織、薬局で働くことを勧めたい。

これは病院薬剤師に対しても同じことが言える。病院の経営者、そして薬剤部門のトップが何を目指しているか、どのようなリーダーシップを発揮しているかによって、求められる業務内容、レベル水準は大きく異なる。

もちろん利益を上げることを否定する考えはまったくない。利益は事業継続

のために必要なものであり、むしろ適正な利益をしっかりと確保しなければいけない。ピーター F. ドラッカーは『現在の経営』のなかで次のように述べている。

> 「もちろん、利益が重要でないということではない。利益は企業や事業の目的ではなく、事業継続の条件である。利益は、事業における意思決定の理由や原因や根拠ではなく、妥当性の尺度である。」

仕事とは、言い換えれば社会に価値を提供するために、社会をより良くするために行う事業である。そして会社は、社会を良くするための事業を、より広く、より効率的に実現するための器と考えることができる。その事業が社会から必要とされるものであれば、それに報酬を支払って購入、消費する者があらわれ、結果として利益が残る。行っている事業が計画通りに社会から、市場から必要とされているのか。利益とはその事業計画の妥当性の評価指標という考え方だ。

薬局ビジネスは医薬分業という政策誘導によって、処方せんの枚数をこなせば多額の利益が残る仕組みになった。現状の姿は本来の在るべき姿と比較して歪んでしまって面は否めないが、そもそも論に立ち返れば、薬剤師は、薬に関わる仕事を通じて、社会に役に立つことを生業としてきたはずである。

薬剤師として、仕事を通じてどのように社会に貢献したいのか。その想いを実現できる場はどこにあるのか。その視点から就職先を考えると良いだろう。もちろん当初は勤務する薬局のビジョンに共感して就職したが、ふと気付いたときに、自分の目指す方向性と会社の方向性がズレているというケースはよくある話だ。個人だけではなく、組織もまた変化、成長していく。どちらかの方向性に合わせることができないのであれば、それは「卒業」のタイミングだ。自身の描くキャリアビジョンを実現できるステージに移ることを勧めたい。

ではトップのビジョンはどうすれば確認できるだろうか。

評価面談や転職の面接の際に、

「この薬局（会社、薬剤部門）を、5年後どのようにしたいと考えていま

すか？」

と質問してみるとよい。トップにビジョンを語ってもらうのに、５年後くらいの姿が質問としてちょうど良いと考えている。もしかしたら目指すゴールへの道半ばの姿を語られるかもしれないが、どこを目指しているのかが十分に伝わってくるだろう。逆に伝わってくるものが何もない場合は、トップが何も考えていない可能性が高い。後者の場合、自分がしっかりしていないとキャリアを積む上で迷走、停滞してしまう恐れがあるので注意したい。

4-1-3　薬剤師の年収と時給

　年収の話になるとよく言われるのが「薬剤師が不足している地域は給料が高い」という話だ。本音トークとして、病院薬剤師、薬局薬剤師のいずれからも、もう少し給料が欲しいという話はよく聞く。当然同じ仕事をするのであれ

図表 4-2　都道府県別　平均年収と人口 10 万人当たり薬局薬剤師数の関係

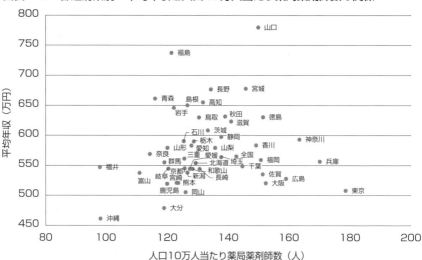

（出所：「令和 2 年賃金構造基本統計調査」「平成 30 年医師・歯科医師・薬剤師統計」より株式会社メデュアクト作成）

ば、給与は安いよりも、高い方がいい。20代〜30歳前後のキャリアデザインにおいては、経済条件だけを見ることはけっしてオススメしないが、収入は生活するための重要な要素であることは間違いないため、あえて触れておく。

まず令和2年賃金構造基本統計調査によると、薬剤師の平均年収は565.1万円（人口10万人当たり病院・薬局薬剤師数142.7名）となっている。

人口当たりの薬剤師数が最も多い東京都は、平均年収508.0万円（同178.6名）。東京都は全国で最も年収の高いエリアだが、薬剤師に関しては平均年収を1割以上も下回っている。東京都の従業員10名以上の企業における平均年収は582.4万円となっており、薬剤師の平均年収は、一般企業の平均年収さえ下回っている。薬剤師は年収が高いというイメージを世間一般から持たれがちだが、実は場所によっては、その地域の平均ラインに満たないというのが実状だ。

しかし、東京都の隣にある神奈川県はまた様相が異なる。神奈川県の薬剤師の平均年収は593.3万円（同163.5名）。人口10万人当たりの薬剤師数は、全国平均をおよそ15％上回り、薬剤師が比較的潤沢にいるエリアだが、平均年収も全国平均を上回っている。神奈川県は、横浜市、川崎市を中心に企業も多く、大都市としての顔を持っているが、県境をまたいで東京都内の企業に勤務している方も多く、東京都のベッドタウンとしての顔も持っている。

東京都と隣接している県は、埼玉県564.0万円（同137.7名）、千葉県548.7万円（同144.7名）、茨城県608.4万円（同133.3名）、山梨県579.4万円（同135.7名）となっており、いずれも東京都の薬剤師の平均年収を上回っている。

関西圏においても同様だ。大阪府の薬剤師の平均年収は520.4万円（同152.4名）だが、大阪府に隣接する奈良県は569.1万円（同114.4名）、和歌山県544.5万円（同128.3円）、兵庫県556.6万円（同170.2名）となっており、近郊エリアの方が高い。

ストロー現象によって、ひとは大都市に移動する傾向がある。ストロー現象とは、交通網の整備によって、それまで地域の拠点だった小都市が経路上の大

都市の経済圏に取り込まれ、ヒト・モノ・カネがより求心力のある大都市に吸い取られる現象をいう。患者の受療行動も同様で、都市がある方面に流れていく。仕事探しにおいても同様の傾向があり、居住地から見て都市方面で探そうとする。

　一般企業であれば、政令指定都市をはじめ、大都市で探す方が、仕事や職場の選択肢が多く、給与条件も良くなるため合理的な選択になる。しかし、医療業界はその限りではない。一般内科の診療所の場合、人口が 1,000 人いれば経営が成り立つと言われている。最低限の数の人が住んでいれば、医療が産業として成立する。あえて都市部に移動する必要はない。

　給与条件を上げる手段として、大都市に住んでいる場合はあえて近郊の小都市で仕事を探すという選択肢を考えてもよい。より良い労働条件で働くことができるうえに、多くの人たちの通勤と逆の流れになるため、渋滞や混雑に巻き込まれることもない。ストレスの少ない通勤もできるだろう。

　転居が可能であれば、他の都道府県に引っ越すという選択肢もある。

　圏域単位では、東北は全体的に年収が高い傾向があり、逆に九州は低い傾向がある。

　都道府県単位では、山口県 780 万円（同 149.9 名）、福島県 737.4 万円（同 121.4 名）、長野県 676.8 万円（同 134.3 名）、宮城県 677.9 万円（同 145.8 名）、青森県 661.5 万円（同 116.1 名）が高い。

　東北は、人口 10 万人当たりの薬剤師数が少なく、薬剤師が不足している地域は給料が高い説を裏付ける代表的な圏域といえる。

　中小規模の薬局を選択するという手段もある。大手チェーン薬局は画一的な給与体系が確立されているため、特殊なスキルを評価されてヘッドハンティング的に転職にする場合を除けば、通常の採用において相場から外れた条件が提示されることは少ない。一方、中小規模の薬局では、給与体系が定められていないことも多く、大手チェーン薬局と比較して採用力も強くないため、好条件を出して薬剤師を採用することが多い。極端な場合、社長の鶴の一声で高い給与条件が決まってしまうこともある。平均年収の高いエリアは、地場の中小薬

図表4-3 人口10万人当たり薬局数

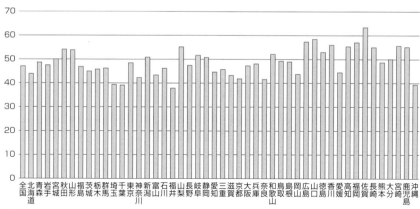

（出所：厚生労働省「厚生統計要覧（令和2年度）」を基に株式会社メデュアクト作成）

局が相対的に強いエリアと見ることもできる。

　では九州はどうだろうか。分布図を見ての通り、九州はけっして薬剤師が多いわけではない。人口10万人当たりの薬剤師数が全国平均を上回っているのは福岡県と佐賀県だけだ。実は、薬剤師が不足している地域は給料が高い説は九州では成り立たないのだ。要因として薬局店舗数の多さが挙げられる。

　図表4-3の人口10万人当たり薬局数をみると、沖縄県を除く九州圏域は全体的に薬局数が多いのがわかる。薬剤師数は少ないのに、薬局の店舗数は多いという状況だ。佐賀県にいたっては、人口当たりの薬局数が全国トップになっている。店舗数が多ければ当然処方箋も分散してしまうため、人件費にてがうための収益も減少してしまう。結果として薬剤師の平均年収が低くなっていると推察できる。

　その中で際立つのが沖縄県だろう。人口10万人当たりの薬剤師数がワーストレベルで少ないにもかかわらず、平均年収が最も低い。薬局数も多くない。沖縄県は、気候やマリンスポーツを求めて移住を希望する人が多いことが起因している。ワークライフバランスを重視したキャリア選択だが、平均年収が上がらない原因にもなっているようだ。

図表 4-4　都道府県別　薬剤師の平均時給単価

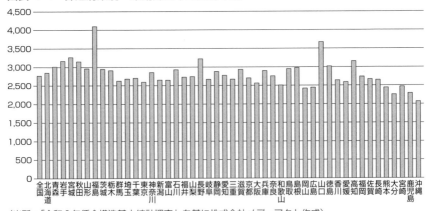

（出所：「令和２年賃金構造基本統計調査」を基に株式会社メデュアクト作成）

　ただし、ここで注意しなければならないのは、ここまで紹介してきた平均年収は、あくまで現在の平均年収であり、10年後、20年後の収入を保証するものではないということだ。

　医薬分業バブルのときに独立開局した世代が引退を迎え、さらに昨今の厳しい経営環境もあり、薬局のM＆A（合併・買収）が活発化している。状況が近い将来に激変している可能性もあるので、そのリスクも考慮しながら判断して欲しい。

　さて、ワークライフバランスの話題を出したが、給与条件を確認するときは、年収や月収だけでなく、時間単価も確認したい。仕事の拘束時間が多いと、ワークライフバランスが変わってくるからだ。

　収入はシンプルにいってしまえば、時間×単価である。時間と単価がどのようになっているかは確認しておきたいポイントだ。例えば、わかりやすいパターンとして、年棒制で年収600万円の募集があったとする。この給与条件に対して前提となっている勤務時間が月160時間であれば、換算時給は3,125円になる。月30時間の時間外労働も含めた月190時間勤務が前提となっていれば換算時給は2,631円となる。いくら収入が多くても、単価が低ければ、仕事

時間が長くなることを意味する。

　福島県、山口県、長野県など、平均年収が高い地域は、当然ながら平均時給も高くなる。ここで示す平均時給には、月ごとの給与だけでなく、賞与等も含まれている（**図表 4-4**）。

　しかし、このパターンに当てはまらないエリアもある。例えば、東京都の薬剤師は、前述したとおり平均年収が全国平均を下回っているが、平均時給は全国平均を上回っている。東京都では、薬剤師を確保しやすいためか、所定内実労働時間数や時間外労働時間が短い傾向がある。その結果、平均年収は低いものの、時給単価はけっして低くはない。

　逆に青森県は、平均年収が全国トップ5に入るが、平均時給単価は全国で9番目になる。その理由は労働時間の長さだ。賃金構造基本統計調査によると、青森県の薬剤師の平均労働時間は月 183 時間で全国3位になっている。そのうち時間外労働時間が 21 時間で全国1位だ。青森県は薬剤師が少ないために、労働時間が長くなっているものと思われる。ちなみに平均労働時間の1位は鹿児島県の月 189 時間、2位は沖縄県で 186 時間となっている。いずれも人口当たりの薬剤師数が少ないため、負荷が多くなっているのだろう。

　なお、医療機関、薬局によっては、求人票に基本給や役職手当、資格手当だけでなく、一定の時間外労働の残業代を含めた金額を給与額に提示しているケースもある。条件を提示された際はこのあたりも注意しておきたい。

4-1-4　薬局から病院への転職は可能か？

　病院から薬局というパターンと比較すると遥かに少ないが、薬局から病院に転職するパターンもときどき見かける。あくまで筆者がヒアリングした限りだが、薬局から病院に転職した経緯をきくと「薬剤師として一度は病院を経験してみたかった」という声が大半だ。新卒の時に薬局に就職したものの、たとえ収入が下がっても臨床を経験したいという専門職として気持ちが抑えられなかったようだ。

　いずれにしても病院から薬局に転職というルートは、受入れ先の数が多いために門戸が広いが、薬局から病院というルートはその逆で門戸が狭い。さらに薬局から病院への転職は、収入ダウンを伴うことが多いため、志望者も限られてくる。社会人になってある程度の年次を重ねた後に、また新人のような立場からスタートすることへの心理的な抵抗もあるだろう。

　また同じ病院といっても高度急性期や救急医療を行っているような大規模病院と中小規模のケアミックス病院、療養病院では採用のハードルが大きく異なる。

　前者の急性期病院の場合、薬剤師の募集は新卒採用が中心になる。欠員が出た場合のみ中途募集を行っているが、採用するのは同じような急性期病院の経験者で決まることが多い。薬局経験しかない場合、20代であれば、第二新卒のような形で採用されることはあるが、30代半ば以降での転職になると、調剤業務の専任など、採用はされても、担当業務は制限されてしまうケースが多い。

　しかし、後者のケアミックス病院、療養病院になると状況が一変する。慢性的に薬剤師不足に悩んでいることが多いからだ。

　薬剤師の養成及び資質向上等に関する検討会に提出された「病院における薬剤師の働き方の実態を踏まえた生産性の向上と薬剤師業務のあり方に関する研究」（厚生労働科学研究費補助金）によると、定員に対する薬剤師の充足率はケアミックス病院で83.2％、療養病院で90.0％となっている。

　そもそもの薬剤師数が少ないため、病棟まで薬剤師を配置することができず、調剤業務が中心になっていることも多い。採用にあたっても、教育体制や新卒の採用活動が十分にできないため、中途採用に頼らざる得ないことも多い。そのため病院出身者だけでなく、薬局出身者にもチャンスがある。

　またケアミックスの病院では、高齢者の入院医療が中心になることが多いため、服薬管理やポリファーマシー対策、薬薬連携などが急性期病院以上に重要になってくる。まさに薬局で培った経験、ノウハウが活きる機会も多いのだ。

　図表4-5に、一般的に急性期病院といわれるDPC参加病院を除外し、主にケアミックス病院、療養病院における稼働病床100床あたり平均薬剤師数を

図表 4-5　都道府県別 稼働病床 100 床当たり薬剤師数（DPC 参加病院以外）

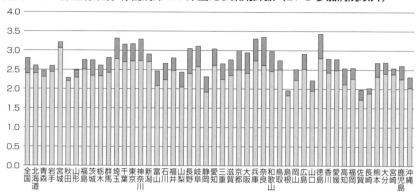

（出所：「令和2年度病床機能報告」を基に株式会社メデュアクト作成）

都道府県別に示した。非常勤薬剤師は常勤換算した数値となっている。

　国内全体の勤務薬剤師数は、稼働病床 100 床当たり平均 2.6 名となっている。しかし、ここにも地域格差はあり、東京都、神奈川県、千葉県、埼玉県の関東エリアや兵庫県、奈良県、徳島県といった大阪を囲むエリアは全国平均と比較して薬剤師数が多いが、島根県、佐賀県、長崎県は特に少なく、100 床当たり 2 名を下回っている。

　薬局から病院への転職は、病院から病院、薬局から薬局へのスライド転職よりもハードルが高いかもしれないが、まったくチャンスがないわけではない。特にケアミックス病院は薬局経験者の活躍がある上に、高齢者人口の増加に伴い、今後の需要が拡大するエリアも多い。高齢者医療に興味を持っている方はチャレンジする価値がある。

　なお急性期病院の平均薬剤師数は稼働 100 床当たり 5 名程度となっている。近年は診療報酬改定のたびに病院薬剤師の評価が上がっているため、新卒と病院経験者を中心に採用する傾向は変わらないと思うが、今後、定員枠を増やす可能性は十分にある。

4-2 自分らしさを実現できるキャリアを歩む

4-2-1　自分らしいキャリアとは何か
―キャリアアンカー理論―

　「薬剤師という仕事、役割を通じて何をやりたいのか」

　薬学部に進学し、その流れで薬剤師になったはいいけど、薬剤師として何をしたいのかはいまだわからない。このような方は結構いるものと思う。

　新人薬剤師に就職の理由を聞くと、

　「薬剤師になったからには、とりあえず病院に就職した」

　「病院は大変そうだから、まわりと同じように調剤薬局に就職した」

という回答を耳にする機会は実際に多い。学生や新人薬剤師はまだ経験値が少ないから仕方がないと片づけられるかもしれない。しかし、就職して数年が経過しても、その答えを見つけることができないまま働いているケースは多いのではないだろうか。

　キャリアを考えるにあたり「何の仕事をするか」は重要だが、同時に「何のために仕事をするのか」「どのように仕事をするか」も重要である。それにあたっては、自分自身が大切にしている価値観を理解することが大切になる。自身の価値観と合致する職場を選択することが可能になるからだ。

　組織心理学者のエドガー・H・シャインが提唱したキャリア形成の概念に「キャリアアンカー理論」がある。キャリアアンカーとは、自らのキャリア形成を考える際や仕事を行う上で、最も大切にしている、他に譲ることのできない価値観や欲求のことを表す。アンカー（Anchor）とは船を停泊させるとき

に使う錨のこと。キャリアを考えるにあたり、自分が何を大切にして仕事をしているのかが、「自分らしい仕事の拠り所」となっていく。

　キャリアアンカーを考える際は、３つの要素を考えていくとよい。

・自分は何が得意なのか（コンピタンス）
・自分は何をやりたいのか（動機）
・仕事の何に価値を感じるのか（価値観）

この３つはいずれもセルフイメージである。

　コアコンピタンスは、あくまで自己認識として、自分の能力や才能、得意領域をどう評価しているかである。まわりから見たら特定分野への優れた能力を持っていたとしても、本人にとっては不必要な能力かもしれない。

　30歳前後は、就職して数年間のいろんな経験を経たことで、キャリアアンカーが確立される時期と言われている。これまで働いてきた経験を通じて得た価値観から、自分が大切にしているポイントを分析し、それを中心にキャリアを考えていくと良いだろう。

　エドガー・H・シャインは、キャリアアンカーを下記の８つに分類している。

1）**技術的・機能的コンピタンス**（Technical/functional competence）
　　技術的・機能的コンピタンスをキャリアアンカーとする人は、特定の分野で能力を発揮したい、専門性や技術を高めたいという志向が強い。自分の技能、専門性が高まることに喜びを感じる。

2）**全般管理コンピタンス**（Managerial competence）
　　全般管理コンピタンスをキャリアアンカーとする人は、組織を統率・管理し、責任ある役割を担うことへの志向が強い。企業全体の経営に興味を持ち、専門的な能力よりも、全般的な能力の獲得を重視する。

3）**自律・独立**（Autonomy/independence）

　　自律・独立をキャリアアンカーとする人は、組織のルールに縛られることを嫌がり、自分で決めたやり方で仕事を進めることへの志向が強い。まわりから指示されなくても、自ら仕事を進めていく。１人で仕事をすることを好む傾向もある。

４）**安全性**（Security/stability）

　　安全性をキャリアアンカーとする人は、社会的・経済的な安定への志向が強い。できるだけリスクを避けたいと考え、社会人生活を１つの企業で全うする傾向がある。

５）**起業家的創造性**（Entrepreneurial creativity）

　　起業家的創造性をキャリアアンカーとする人は、リスクを恐れず、新しいものを創り出すことを望む。新規事業やクリエイティブな仕事、世の中に新しいものを生み出すことへの志向が強い。

６）**奉仕・社会貢献**（Service/dedication to a cause）

　　奉仕・社会貢献をキャリアアンカーとする人は、社会的に意義がある仕事、世の人たちに役に立つ仕事への志向が強い。

７）**純粋な挑戦**（Pure challenge）

　　純粋な挑戦をキャリアアンカーとする人は、解決困難な問題にチャレンジすることを重視する志向が強い。困難な状況への挑戦そのものが目的であり、困難を克服することに喜びを感じる傾向がある。

８）**生活様式**（Lifestyle）

　　生活様式をキャリアアンカーとする人は、プライベートの充実や家族との時間を両立させるワークライフバランスを重視する志向が強い。生活スタイルに合わせて仕事を選ぶ傾向があり、プライベートとの両立によって、仕事へのモチベーションが上がる。

　キャリアアンカーは、キャリアの節目において意思決定の判断軸になっていく。

　シャインによると、一度形成されたキャリアアンカーは、その後の経験や結

婚や出産、年齢などの環境変化があっても、その根幹は大きく変わらないという。また1つに限られることなく、複数のキャリアアンカーを持つこともある。そしてキャリアアンカーが明確になれば、仕事へのモチベーションの向上、生産性の向上につながると言われている。

　薬剤師として働くなかで、モチベーションの維持に苦しむケースもあるかもしれない。しかしキャリアアンカーをきちんと理解できていれば、現在の職場の勤務を継続するのか、それとも転職するのか、いずれを選択することになっても、自分らしい仕事、自分のやりたい仕事を手掛けることが可能になる。

　自分が大切にしている価値観を理解することが、自身のキャリアゴールの設定につながっていく。

4-2-2　やりたいことを仕事にする　—Will-Can-Must—

　キャリアアンカー理論をベースとした考え方で、自分らしいキャリアを選択するための考え方として、Will-Can-Must という概念がある。

- ・やりたいこと（Will）
- ・できること（Can）
- ・やるべきこと（Must）

　誰しも生活のために嫌々やっている仕事をして生きるよりも、自分が「やりたいこと」を仕事にして生きる方が幸せと感じるのではないだろうか。ではどうすれば「やりたいこと」を仕事にできるのか。

　図表 4-6 に「やりたいこと（Will）」「できること（Can）」「やるべきこと（Must）」の関係性の概念図を示した。自分が「やりたいこと」を仕事にするという状態は、「できること」「やるべきこと」「やりたいこと」の3つの円がすべて重なる部分を仕事にすることだ。

　通常、仕事としてやるように求められることは、「やるべきこと」であり、「できること」である。図の「やるべきこと」と「できること」の円が重なる

図表 4-6

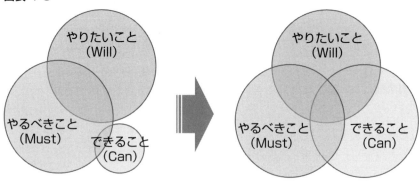

領域だ。

　経験が少なく、十分な仕事スキルもない段階では、図の左側のように「できること」が少なく、「やるべきこと」と重なる部分も限られている。「やりたいこと」には到底及ばない状態だ。「できること」と「やりたいこと」が重なっていればいいが、必ずしもでそうはならない。

　しかし、仕事を経験していくなかで「できること」を増やしていくと、徐々に「やるべきこと」をカバーする領域が増え、「やりたいこと」とも重なっていく。

　もっといえば「できることが」が増えると、仕事を任されるようになり、「やるべきこと」も広がっていく。「できること」「やるべきこと」の両方が広がっていくと、「やりたいこと」と重なる面積はさらに大きくなる。

　結局のところ「やりたいこと」に臨めるようになるためには、「できること」を増やしていくことが近道になる。

　同窓会など、自分とは別の組織で働く友人が楽しく仕事をしている話や充実している話を聞くと、焦りを感じるときがあるかもしれない。

　だからといって「やりたいこと」に取り組める環境を求めて仕事探しをしても、「できること」が少ないうちは「やりたいこと」にたどり着ける可能性は低い。

　まずは「できること」を増やすことがステップになる。その上で、いまの組織に所属しているままでは「できること」が増やせない、増やしづらいと感じるようであれば、そのときは転職も含め、キャリアステージを変えることを考えてもよいかもしれない。隣の芝生は青く見えるものだ。そして幸せの青い鳥も目の前にいるかもしれない。

4-2-3　人生の節目に起きること　―トランジション―

　キャリアステージの変化は、人生やキャリアの節目になる。
　臨床心理学者のウィリアム・ブリッジズは著書『トランジション』で、人生の節目で迎えるプロセスを、トランジションと表現し、3つのステップで説明した。トランジションとは、「移行」「遷移」「転換」などを意味する。
　人生の節目、キャリアの節目を迎えたとき、それが大きな転機であればあるほど、人は「終わり」から「始まり」に簡単に移ることはできない。「始まり」への移行は、これまで慣れ親しんできたものを捨てることを意味する。未来への不安や失うものへの寂しさ、それらが入り混じりながら、宙ぶらりんな状態になる。環境を変えようとする場合、このように新たな始まりに向けて、少しずつ気持を整理、統合していく時期が必要になる。ブリッジズはこの狭間の時期を、中立圏（ニュートラルゾーン）と表現している。

終わり（何かが終わる時期）
↓
中立圏（混乱や苦悩の時期）
↓
始まり（新しい始まりの時期）

　例えば、転職にあたっては、それまで勤めてきた組織を辞めるという「終わり」を迎えることになる。終わりには、一緒に働いてきた同僚や関係者との別れや、組織内でこれまで築き上げたものを失うことを伴う。新天地には何らか

の希望を叶える理由があるから移ることを決めたものの、職場環境、生活環境が変わることへの不安はある。

　このように古い生活を手放し、新しい生活を手に入れるまでの時期が中立圏である。希望と不安が入り混じった中立圏の時期を過ごしていく中で、「始まり」に向かって心が準備されていく。人は変化を望んでいるとき、それがポジティブな変化であろうと、ネガティブな変化であろうと、トランジションのプロセスを踏んでいる。「始まり」は転職など目に見える変化だけではない。自身の考え方を変えていくときもまた同様といえる。

　さて第２章で医薬分業のことを触れたが、従来のビジネススキームから脱却できない状況の根底には、「薬局薬剤師とはこうあるものだ」「薬局薬剤師の働き方はこういうものだ」という固定観念のような常識が存在しないだろうか。

　現場の１人の薬剤師が法律を変えることや、経営者でないかぎり会社のルールを変えることはできないかもしれないが、許される範囲のなかで実施可能な新しい取組みは本当にないのだろうか。新しい取組み、つまり「始まり」が患者、地域、多職種らから評価されるものであれば、チャレンジする価値はおおいにある。もちろん、新しい取り組みは、変化を嫌がる人たちから反発を受けるかもしれない。その不安と向き合う時期が「中立圏」である。

　ここで大切なのは、「終わり」と「始まり」の間にある「中立圏」の存在を認識することである。人は変化や未知のものを避けて現状維持をしようとする。行動経済学でいう現状維持バイアスだ。いまの状態を捨て去るのは心理的に簡単ではない。「中立圏」で味わう不安や焦燥感、空虚感といった感情は、けっして後ろ向きの感情ではなく、新しい世界に突入するための積極的な感情ということだ。「中立圏」にいる自分の気持ちと向き合うこと、自問自答を繰り返すことは、「始まり」を迎えるときの大きなエネルギーになっていくだろう。

　ブリッジズは、キャリアの節目であるすべてのトランジションは「終わり」から始まると述べている。新しい未来をつくっていくためには「終わり」をきちんと迎える必要がある。「中立圏」で自分の感情をしっかりと受け止め、自

分のなかでの決着をつけることが大事になる。

> ## 4-2-4　深い経験がキャリアを成長させる
> ### 　　　　　―キャリア・トランジション・サイクル―

　ブリッジズのトランジション論が人生全般を取り扱った概念に対して、仕事のキャリア発達を考える上では、ナイジェル・ニコルソンが提唱した「キャリア・トランジション・サイクル」も役立つ。

　キャリア・トランジション・サイクルは、キャリアの節目は、準備→遭遇→順応→安定化というサイクルを辿るとするモデルだ。キャリアのどのような節目にもこのサイクルを当てはめることが可能だ。

　例えば、新卒で薬局に就職したときのことを、各段階に当てはめると次のようになる。まず就職活動として、病院、薬局等の採用説明会に参加する、大学の先輩・友人の話を聞く、ホームページや書籍で情報を入手する、そして入社（入職）試験に備えて勉強する（準備）。

　その後、薬剤師国家試験に合格し、内定をもらっていた薬局に晴れて薬剤師として就職。最初は薬の知識も乏しく、服薬指導や薬歴の書き方など、慣れないことだらけで、仕事を覚えることに苦労した（遭遇）。

　薬剤師として、社会人としてやっていけるか不安だったが、徐々に仕事に慣

図表4-7　キャリア・トランジション・サイクル

準　備：新しい世界に入る準備段階

遭　遇：新しい環境のなかで、様々なことに課題や状況に遭遇する段階

順　応：仕事や人間関係に慣れ、少しずつ溶け込んでいく段階

安定化：新しい環境とは言えないほどに落ち着いてく段階

れ、しばらくすると担当する仕事は一通りこなせるようになった（順応）。

　就職して数年が経過した頃には、新人薬剤師の指導を含め、自分のことだけでなく、薬局内全体を見渡しながら仕事を進められるようになった（安定化）。

　一人前の薬剤師として自信を深めていたところ、会社から管理薬剤師になる内示が伝えられ、慌ててマネジメントの本を読み漁った（再び準備へ）

　このように、人はキャリア・トランジション・サイクルを回しながら、成長していく。とはいえ、すべての人が同じように成長するわけではない。どの程度の準備をして遭遇の段階を迎えるのか、新たな課題と向き合ったときにどのように対処したのか、各段階でどれほどの苦労をしたかによって、学習の度合いは変わってくる。

　金井壽宏氏は著書のなかで「学習の度合いが深いサイクルは、将来も「一皮むけた経験」として振り返るぐらいインパクトの深いものとなっていく」と表現している。

　ただし、キャリア・トランジション・サイクルは、好循環のサイクルの場合もあれば、悪循環のサイクルも存在することにも注意したい。準備段階において、過度の期待や準備不足、逆に慎重になり過ぎて準備が行き届かなくなってしまった場合、遭遇段階では、想定外のことや課題に対するつまずきにより、遭遇段階を乗り越えられなくなってしまう。その結果、本来であれば新しい環境になじまなければならない時期に、環境に順応することができず、退職を選択することもあり得る。辞めないにしても仕事へのモチベーションを高めることは難しく、悪循環につながっていく。だからこそ、各個人にとっては、仕事上で経験していくことを、好循環のサイクルで回すことが大切といえる。そのためには各段階に応じて必要な手を打ち、深い経験としてサイクルを回していくことが望まれる。

　「準備」では、事前に新しい仕事、環境をありままの姿で理解しておくことがポイントになる。前向きに新しい世界に突入する場合、やる気の高まりやワクワクする気持ちが生じるかもしれない。しかし、過度な期待を持たず、現実的な期待のなかで準備していくことが必要になる。過度な期待を持ってしまう

と、事前の期待と現実のギャップに押し潰され、次のステップにうまく移行できない恐れがある。

「遭遇」では、新しい世界で起きることを適切に意味づけていくことが大切になる。未知の体験に対処していくことで、仕事を続けていく自信を深めていく時期だ。上司や先輩などに初期段階でサポートしてもらうことも有効な手段になる。同時に未知の世界への対応策を自ら探索していくことで、より深い度合いの学習をしていくこともできる。

「順応」では、状況に合わせて自ら主体的に自己変革・成長できるようになることがポイントになる。さらに人間関係、人的ネットワークをうまく形成することも大切だ。上司などから仕事成果へのフィードバックを受けると、より良い形で次の段階を迎えられる。

「安定化」では、目標に対して自分の裁量で工夫しながら、仕事を上手く回せるようになっていく。関係者と協力して課題に取り組むことで、信頼関係を構築しながら、高いモチベーションを維持することができる。

このモデルでは、サイクルが1周するとまた次のサイクルが始まっていく。

深い経験による好循環のサイクルは、スパイラルのようなイメージで1周するごとに求められるレベルが高度化していくと考えられている。逆に言えば、浅い経験や同じレベルの経験を繰り返しているようでは、いくらサイクルを回しても、キャリアの発達にはつながりづらい。

再び薬局薬剤師の仕事をキャリア・トランジション・サイクルで考えてみよう。

新卒1年目で薬局に勤務したとき、最初は毎日がわからないことだらけで、右往左往しながら知識、技術を吸収していただろう。深い経験を積んでいる状態だ。しかしある程度仕事を覚えてしまうと、日々の業務に変化がなければ、未知の体験や自己変革の機会は限られてくる。順応、安定化の段階を経たとき、自身の成長曲線が新人の頃と比較して緩やかになっていること感じるかもしれない。

　前述の例えでは、管理薬剤師の内示を受けて再び準備段階に入ることとしたが、別の薬局への転職を選択したらどうだろうか。再び準備段階を経て新しい薬局に転職すれば、遭遇段階が始まり、新人のときのような深い経験による成長が期待できるだろうか。仮に同じようなタイプの薬局に転職した場合、同じレベルの経験を繰り返すこととなり、キャリアの発達にはつながらないだろう。転職先が薬剤師不足に困っている薬局であれば、給与などの雇用条件は上がるかもしれないが、本当の意味でのキャリアアップにはならない。

　30歳前後はキャリア上の節目を迎える大切な時期である。キャリア・トランジション・サイクルの何周目が回っているかは人によって差があると思うが、次のサイクルを、どのような深さで回すか、ここは各自が意識的に選択したい。

4-2-5　自己効力感を高めて課題を乗り越える

　ここまで自分らしいキャリアを獲得するための考え方について触れてきたが、新しいことにチャレンジするということは、やはりそれなりの勇気が伴うものだ。ブリッジズのトランジションで触れたように、節目では古い世界の「終わり」から、「中立圏」で不安やリスクに頭を悩ませた後に、新しい世界の「始まり」に至るのだが、なかには悩ましいはずの中立圏をあっという間に乗り越えてしまう人がいる。

　そのような人は目標に対して自分はうまく遂行でき、そして良い結果を出せると認知しているため、リスクを恐れずチャレンジできるためだ。これらの人は言い換えれば、自己効力感が高い状態と評することができる。

　自己効力感とは、心理学者アルバート・バンデューラが提唱した概念である。ある状況下で成果を出すために、必要な一連の行動とそれを自らが遂行する能力を持っているかどうかの認知のことをいう。すなわち、何らかの課題に直面したときに「自分にはできると信じられる力」である。

　自己効力感が高まると、その人は優越感を抱けるようになり、自分には課題

を解決できる十分な能力があるという自己認識が背中を押し、行動ができるようになる。逆に自己効力感が低い場合は、自分への劣等感が強まり、たとえ課題を解決する能力があったとしても行動しないことを選択する可能性が高くなる。

キャリアの節目における意思決定だけでなく、日々の1つ1つの業務においても自己効力感の高低は影響してくる。自己効力感の高い人は、たとえ仕事が困難な状況にあっても、成果を出すための動きをすることができるからだ。

自己効力感を生み出す要因は下記の4つと言われている。

成功体験　代理体験　言語的説得　情緒的喚起

まず成功体験とは、何らかの困難にチャレンジし、自分の力で克服した、達成したという、自分自身による直接の成功体験のことだ。もっとも自己効力感を上げることのできる方法である。高い目標を達成できれば、より高い自己効力感を得られることができるが、不相応な目標を掲げて達成できないと、自己効力感は下がってしまう恐れがある。この方法によって自己効力感を高めていく場合は、簡単な目標から開始し、成功体験を積み上げながら、徐々に目標の難易度を上げていくことがポイントだ。

代理体験とは、他者の成功や体験を観察することで、あたかも自分がやっているように置き換える方法である。他者が身近な存在や自分と似たような境遇であればあるほど、自己効力感を高める効果がある。「あの人にもできたのだから、自分にもきっとできるはず」という気持ちが、自己効力感につながっていく。ただし、あくまで代理体験なので、成功体験よりは影響力が弱い。

言語的説得は、説明や励ましなど、他者から自分には能力があることを繰り返し伝えられることをいう。「あなたならできる！」と繰り返し励まされることで、「もしかしたら自分にはできるかもしれない」と考えるようになり、行動を起こすモチベーションにつながっていく。他者からの言葉を、ポジティブに受け入れていくことが、自己効力感を高めるためのポイントになる。

情緒的喚起は、気分の高揚によって自己効力感を高める方法のこと。感情や

生理的な変化によって自己効力感は変動していく。普段はできないことでも、まわりの雰囲気に乗せられて、なんとなくやったら上手にできてしまったというのは、まさに情緒的喚起による結果といえる。アスリートが試合前に音楽を聴きながらウォーミングアップをする姿を見たことがあると思うが、これも自分の感情をコントロールして、不安やプレッシャーから逃れることで自己効力感を高める情緒的喚起である。ただし自己効力感を高める４つの要因のなかで、影響力はもっとも弱い。

　人は自己効力感を高めることで、困難な課題を乗り越えることができるようになる。成功体験を積み重ねながら高めていくのか、それとも代理体験によって高めていくのか。いずれにしても結果としての成功をつかむことができれば、それがまた自信になり、次のチャレンジへとつながっていく。そしてその先には自分らしいキャリアがあり、自分らしい人生が待っているだろう。

4-3 キャリアパートナーの視点

プロファイル

相談者：畑中祥子さん　27歳　女性　都内私立大学の薬学部卒　独身

　　　　　3店舗経営している地域密着型の小規模薬局に勤務。薬局の仕事に飽きてきた気持ちになり、漠然とした将来の不安が芽生え始めたため、先輩に、キャリア相談をしてみた。

畑中祥子さんの相談内容

> ①私は転職をした方が良いのかわからない
> ②アロマテラピー資格は活かせるのか知りたい

4-3-1　信頼される薬剤師を目指すために

　畑中は、薬局薬剤師としてさらに成長していくために信頼される薬剤師になることを決めた。信頼される薬剤師になるためには、患者、医師、医療従事者、従業員スタッフなどすべての関係者（ステークホルダー）に一目を置かれる薬剤師になるということだ。

　そのために、誰よりも一生懸命に物事に打ち込み専門性を高めることが近道だ。なぜなら人は、不真面目な人で自分よりも知識のない人を信じて頼み事はしない。

　患者が薬剤師に薬の相談をするのは、国家資格に合格し自分よりも薬の勉強を専門的に行っており、知識がある人だと信じていることに他ならない。しか

し、それは対患者という素人を相手にしているところであり、より専門的な職種の人達と渡り歩いて評価を受けていくためには、その人以上の努力と知識を蓄えていく必要がある。その成長過程の先にキャリアアップ、年収アップに繋がるものである。

　薬局薬剤師の畑中は、今まで積極的に取得を目指したいという気持ちにはなっていなかったが、まずは認定薬剤師、専門薬剤師の取得を目指すことにした。どの認定薬剤師を目指し、取得するかは上司や自分の目指す方向性と照らし合わせてじっくりと検討して欲しい。また、働いている職場の患者さんの声から必要と思われる領域を選択するというのも１つの判断だ。ただ、これも通過点であることは言うまでもない。

　薬剤師は法律に定められた医療に関わる業界人であり、薬剤師としての人格、使命を担って仕事に従事する必要がある。一般の民間企業で勤めている人と絶対的な社会的使命を担う違いがある。

　薬剤師法、第一条にこう記されている。

（薬剤師の任務）

第１条　薬剤師は、調剤、医薬品の供給その他薬事衛生をつかさどることによつて、公衆衛生の向上及び増進に寄与し、もつて国民の健康な生活を確保するものとする。

と規定されており、大義名分化されている。薬剤師として自分を見失うことがあった時は、ここに立ち戻って考え始めると良い。人それぞれ、国民の健康な生活を確保するという解釈に違いがでてくるのではないだろうか。

　さらに昨今、薬剤師の取り巻く環境が変わり、法改正が進んでいる。

　薬機法の改正（2-1-2　形式的な医薬分業からの脱却を）が行われ、薬局の定義変更、薬剤師法の一部変更が行われた。

　こうした改正の流れを受けて、時代は大きな転換期を迎えている。薬剤師は将来に向けて時流に合わせた成長していかなければならない状況だ。ポジティブに言えば、新しい薬剤師像を創造できる時代がスタートしたばかり。チャン

スがあるということだ。使命感をもって信頼される薬剤師を自分なりに目指して欲しい。

4-3-2　薬局薬剤師のキャリアアップ

　信頼される薬剤師を目指すと、自然にキャリアアップに繋がる。つまりマーケットバリューを高めることとニアリーイコールだ。キャリアアップは、人に信頼され評価をされると、不思議と仕事が回ってくる。そうすれば良い傾向だ。その信頼と評価を他の人よりも早く得られればキャリアアップは早くなる。

　薬局薬剤師の社内制度で多いのが、ゼネラリストコース、スペシャリストコースと分かれている企業が多い。ゼネラリストは、マネジメント業務を目指した出世コース。スペシャリストコースは、知識や教育といった分野で出世していくコースだ。ただし、ここには落とし穴があり企業によって昇格のスピードが全く違う。

　例えば、ある調剤薬局の企業では、新卒から5年は必ず勤務薬剤師を経験させたのちに管理薬剤師にするというルールになっている。一方でもう1つの会社は2年で管理薬剤師にするという会社もある。この3年の違いは実に大きい。つまり、じっくり育てて自社の戦力にしていくという会社もあれば、早期に経験をさせてやりながら覚えさせるというやり方をする会社もある。ということは、新卒から2年程度で経験値に差が出始めてしまっている現状があり、また、入社した会社のレールに乗ってしまうとなかなかそこから抜け出すことができないというジレンマに陥る。

　キャリアアップ志向の人は後者を選び、早い成長と経験を望める会社に身を置き肩がきや経験を得ることをお勧めする。そうでなければ、いつの間にか周りに置いて行かれる状況になっている。

　基本、30歳までに薬局薬剤師は、キャリアアップの土台を作るべきだ。その中でも2つは最低限クリアしておく必要がある。1つは、管理薬剤師・店長

の実務経験。２つ目は、認定・専門薬剤師の取得である。

1　管理薬剤師・店長の実務経験

　やはり実務経験における実績は、社内においても社外においても評価は高い。チャンスが巡ってきたら積極的に管理薬剤師・店長になることをお勧めする。これは最低限の差別化だ。管理薬剤師・店長の先は、できればその場に留まることなく、新たな領域にチャレンジをして頂きたい。人それぞれではあるが、早い人で30歳までに新店舗の立上げや、物件のソーシーング活動、医師リクルーティング活動、人事、採用業務、M&Aなど多様な業務を任されて実績を上げている人もいる。もちろんエリア長という方もいる。会社の規模や新規出店スピードにもよるが、指示命令のチャンスが巡ってきたら引き受ける、もしくは、手挙げして自ら掴み取ることが大事だ。

　また、キャリアアップとまでは言えないが多くの方が、そのまま店舗の管理薬剤師・店長を定年まで続ける方が多いと思う。その場合、畑中の質問にもあったが対応できる応需科目は多い方が良い。それと、人よりも経験値が多い方が有利だ。長い目で見れば自分より後輩や先輩の薬剤師と触れ合っていくことになる。もしくは、採用の面接官になる時もあるだろう。店舗内、会社内でも何かあったら相談される、頼りにされる薬剤師になるためには、とにかく経験豊富な薬剤師になることだ。社内異動や転職を有効的に利用すると良い。転職で経験を得たい場合は３年未満を繰り返すジョブホッパーになることは絶対に避けるべきだ。最近は、退職したあとにも戻れる復職制度を設けているところがある。１社経験のみで不安がある方はそういった制度も前向きに活用すると新たなキャリア形成を作ることができる。

　それから、まだまだ少ないが、かかりつけ薬剤師の実績を評価するところが増えてきている。社内の評価対象にいれるところもあるが、これが今後、薬局薬剤師の採用条件の１つになるかもしれない。

2 認定・専門薬剤師の取得

　現在、調剤薬局の中途採用の求人で、認定資格を必須に求める求人はほとんどないが、今後求められる可能性がある。必須要件になる、ならないは別にしても、専門性を高め自身のキャリアアップのために取得することは必要だ。しかし、今後患者のための薬局ビジョンの推進に伴い、薬局の機能分化が進んでいく。そのため、地域連携薬局、専門医療機関連携薬局、健康サポート薬局、かかりつけ薬剤師・薬局により、それぞれ求める人物像が以前に比べて異なる可能性があり、待遇も変わるかもしれない。まだ、始まったばかりで認定薬局数は少ない（**図表 4-8**）。もう暫く時間はかかると思われるが、中長期的に求められてくる可能性が高いと思われるため、早いうちに自分の目指す薬剤師と照らし合わせて、取得できるチャンスがあれば取り組むべきかと思う。将来的に、一般的な薬剤師と専門性の高い薬剤師との評価の差が生まれる可能性は大きい。なお、かかりつけ薬剤師の推進に伴い、研修認定薬剤師は資格取得の優先度は高い。転職時に未取得であっても転職先から取得の要望をされるところは増加してきている。

図表 4-8

地域連携薬局	専門医療機関連携薬局	健康サポート薬局
2022 年 2 月 28 日時点	2022 年 2 月 28 日時点	2021 年 9 月 30 日時点
2,043 件	94 件	2,724 件
参考：全国薬局数　2019 年度末現在　60,171 件（令和元年度衛生行政報告例より）		

（出所：厚生労働省 HP　薬局・薬剤師に関する情報より）

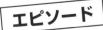 **エピソード** ・・・・・・・・・・・・・・・・・・・・・・・・・・・・・

28 歳ドラッグストア薬剤師　視座の変更が新たな道へと導く

　谷村さんは、自分は幼少期の頃から祖父の影響で、いつかお医者さんになる

と思い描いていた。高校時代、医学を目指し勉学に励んだが、現実は甘くなく、現役合格は叶わず一浪することになった。翌年チャレンジはするものの、努力は実らず滑り止めにしていた私立の薬学部に合格し、薬剤師の道を歩むこととなった。

　大学生活は医学部受験の反動もあり燃えついてしまい、学業を最低限にしてアルバイトに明け暮れていた。お金が溜まり気晴らしに１人で国内旅行に行き、その後は海外旅行へ行くようになった。そこで、人生の転機が訪れた。１人で過ごす時間がとても楽しいと思い、旅行をきっかけに趣味がたくさん増えた。旅行中に本を読んだり、語学の必要性を感じて話せるようになりたいと学び始めた。また、旅行の記録を note に書いてみたり、小説講座を始めてみたり、その国の街並みに溶け込んで、ゆったりと過ごす時間が心地よかった。

　そんな学生生活を過ごしていたため、国家試験は危ぶまれたが何とか合格できた。

　就職活動は実習で体験した調剤室業務が我慢できないと感じ、病院や調剤薬局を選択肢から外した。そして、旅行がきっかけで海外勤務に興味があり、一般の就活生に混ざって商社のインターンに参加した。そこで、自分よりも学歴上位で海外留学経験あり、語学力がある人達を目の当たりにし、自分との差を痛感し挫折感を感じた。

　改めて自分は、薬剤師資格を活かして、海外の仕事に携われることはないかと探してみると、ドラッグストアで海外進出をしていることを知り、応募して就職することができた。谷村さんは、いつか海外での仕事を夢に、まずは来店する外国人客の接客ができるようになるために、仕事をしながら語学力の向上を目指した。その結果、中国語を初め英検準１級の取得、TOEIC750点レベルまで到達した。

　２年ほど経つと店舗のオペレーションは一通りわかるようになり、薬剤師ではなくてもよいと思われる業務や海外進出の話も前に進まないことがわかり、また、出世の管理薬剤師や店長業務にも魅力を感じることができず、転職活動をすることになった。

情報収集をすると、メディカルライターという職務があることが分かった。薬剤師の経験が活かせる。話すこと、書くことが好きな性分であること。語学力も活かせる環境があるということにフィット性を感じ、目指すことにした。

その結果、見事合格となり転職をすることになった。

・・・・・・・・・・・・・・・・・・・・・・・・・・・・・・・・・・・・・・・

谷村さんは、偶然にも旅行がきっかけで趣味が増えた結果、薬学生が目指さない商社の会社に興味を持ったが、インターンで周りとの実力差に早く気付き、危機感から視座を変えることができた。そして、自分が好きなことに貪欲に打ち込んできた結果、自らの力で新たな人生の道を切り開き一歩を踏みだした。

4-3-3 目的意識を持てば人生が変わる

畑中の場合、現職に特に不平不満はない。あるとすれば、もう少し対応できる応需科目を増やし薬局薬剤師としての仕事のできる幅を広げていきたいと考えていた。

ウェルビーングによる価値観でいえば、キャリアのところが少し物足りないといったところだが、職場にまだ相談の余地があり、転職するほどの気持ちに至っていない。

退職や転職をする前に、必ず現職で自ら成し遂げたい事、実現させたい事、叶えたい事ができるのか、できないのかをハッキリさせることだ。

幸い、畑中の職場環境は良い。その場合、職場の上司とよく話し合い、自らの役割を明確にしていくことが望ましい。転職することが良いことでもない。

今の職場で、ある程度勤労欲が満たされているときに、畑中のように悩みを抱えたときは、自分は何のために働いているのか、またどうなりたいかを考えてみて欲しい（4-2-1 自分らしいキャリアとは何か ―キャリアアンカー理論―」参照）。

　逆を言えば、どうなりたいかが明確ではない人は、そもそも転職はしない方がよい。

　畑中は、薬剤師になった動機が幼少期の治療体験からくるものであり、恩返しをしたいという意識がある方だった。そのため、薬局薬剤師として１人でも多くの患者のために、安心して治療ができ、日ごろから体の悩みを相談できる人になりたいと思っていた。これが彼女の働く目的の原動力になっている。キャリアアンカーで言えば、「６）奉仕・社会貢献」（4-2-1　６））に強い志向性がある。

　ところが彼女の場合、感覚的に自然と働いており、目的意識が潜在的なところにあった。他人は気づいていても自分は気づいていないということは良くある。それは他人と話すことで意識を顕在化させることができ、行動変容を起こしやすくすることができる。

　出所ははっきりしないが、数々の著名な方々に取り上げられる有名な名言がある。

　　心が変われば態度が変わる　態度が変われば行動が変わる　行動が変われば習慣が変わる　習慣が変われば人格が変わる　人格が変われば運命が変わる　運命が変われば人生が変わる

　さらに、マネジメント発明、経営学の父　ピータードラッガー氏の「３人の石工の話」というのがある。石工をしている人に、何をしているかを尋ねて、それぞれが、

　１「暮らしを立てている」
　２「石切りの仕事をしている」
　３「教会を建てている」と答えた。
ドラッガー曰く３番目を回答した人はマネジメントができる人だと言っている。
　人物を石工ではなく、薬剤師として置き換える。
　薬局の薬剤師に何をしているのかを尋ねた。

A「お金を稼いでいる」

B「調剤の仕事をしている」

C「患者の健康を支援している」

　同じ薬剤師であっても、目的意識が違えば回答が異なる。仮にCを回答できた人はマネジメントに向いている可能性がある。キャリアアップをすると、役職を得て部下をマネジメントしていく立場であるから、Cであると良い。この回答における意識の違いは、視座の高さの違いでもある。

　読者は何と回答しただろうか。

　「誰のために、何のために」の目的意識を持つことは、自己実現の出発点、行動するための原動力となる。心の持ち方一つで人生を変えられるものだ。

4-3-4　企業転職に必要な5つのポイント

　企業へのキャリアチェンジは正直狭き門である。現在、業種別薬剤師の就業状況において、医薬品関係企業の従事者は全体の13%である（**図表4-9**）。

図表4-9

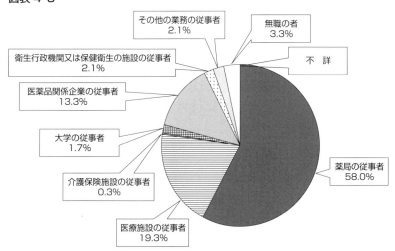

（出所：平成30年（2018年）医師・歯科医師・薬剤師統計／厚生労働省）

既に業種が異なるだけでもレア化する。

　エピソードのメディカルライターに転職した谷村さんは、現職でも評価は高かった。裏を返せば、企業へ転職できる素質があれば、出世の可能性も十分あるということだ。企業へ未経験でキャリアチェンジを希望する場合、５つのポイントに自信をもって望んで欲しい。

１．語学力

　　特に英語力は必須要件や歓迎要件になっているところが多い。基準点としては、TOEIC650点、できれば750点以上が目安となっている。語学力がなくても応募はできるが、書類の選考の通過率は低い傾向にある。

２．秀でた知識や経験

　　新卒入社して２〜３年と短い期間ではあるが、その中でも誰よりも早く出世した経験、実績、自己啓発などである。また、学力テストや課題を要望する会社も多いため応募先の選考に応じて突破できるための準備が必要である。

３．マルチタスク力

　　これも、とても必要な能力だ。マルチタスクとは、同時並行で複数の作業を行う能力ということである。企業側は、営利目的であるため１人当たりの生産性を高めたいという要望がある。そのため、複数のプロジェクトを平行して行い、スピード感をもって業務ができるかどうかの素質、もしくは実績を評価する傾向にある。

　　通常の薬剤師は、ワークフローに従って１つ１つの作業を順番に行い、ミスをしないように進めるオペレーションのため複数の作業を同時進行するケースが少ない。そのためマルチタスク感を養うならば日常業務とは別に、率先して上司の依頼業務であったり、病院であれば、委員会やプロジェクトチームに参加したり、薬局、ドラッグストアであれば、新店舗業

務の立ち上げ業務や役所の手続き、ドクターとの折衝、物件開発、キャンペーン販売のための POP 制作など様々な業務にチャレンジして欲しい。会社や上司から言われた日々の業務だけであると、この力は養われないので日頃から能動的に取り組むことを意識しないと身に付かない。

4．コミュニケーションスキル

これは、いまや当たり前のスキルと言って過言ではないが薬剤師と会話をしていると、話下手な人は多い気がする。しかし、ここでいうスキルは、流暢に面白おかしく話ができるという意味ではなく、論理的に話ができる人かどうかということだ。言葉数が少なくても、質問に対する回答が明瞭で、わかりやすければ全く問題はない。

5．高い視座を持ち、情報収集能力があるか

高い視座、視点を養えているか。薬剤師業務を行っていると、1日中閉鎖的な空間で過ごすことが多い。そのため、情報が限られて過ごしている人が多い。それを解消するためには自らのアンテナを伸ばし、情報をキャッチする努力をしなければならない。特に、企業となればビジネス色が強くなり、経済や社会動向などにも気を配らなければならない。企業のお客様はこれまで医療業界内で触れ合ってきた特定の会社の付き合いとは事情が異なってくるのだ。

幅広い知識や情報はコミュニケーションを円滑にするため、日頃から新聞や業界紙や業界専門の情報サイトへの会員登録、メルマガ配信の受信、アプリの登録、厚生労働省の情報収集等情報を自動的にキャッチできる仕組みを準備すると良い。

厚生労働省からの情報収集方法として、情報配信サービス・メールマガジンがある。これはとても便利だ。もし、登録していないのであれば登録することをお勧めする。

厚生労働省　情報配信サービス・メールマガジン
https://www.mhlw.go.jp/mailmagazine/index.html

4-3-5　ITリテラシーを高めよ

　令和4年度の診療・調剤報酬改定においてIT化の促進はさらに進んだ。

　日本でインターネットが商用化されたのは1993年。僅か、29年前だ。おそらくご覧になられているであろう読者が誕生した時だ。そして、その20年後には、光回線、既にスマホが普及し始めている。筆者は、43歳になるが、固定電話から始まり、ポケベル、PHS、携帯電話、スマホの時代を歩んできて時代の移り変わりの速さを実感している。

　今や超高速回線5G社会の到来であり、無線で気軽にどこでも動画や映像を楽しめる時代になった。良くご年配の方を、ITに疎過ぎてと揶揄する人の話を聞く。それもそのはずで過ごしてきた時代が違い、この30年であまりに早く変わり過ぎてしまった。もし、読者が20年後50歳になったとき、同じような言われ方をしたくなければ、時代の先を少しでも取り込む努力をしなければならない。

　国は総出で、デジタル化を推進し始めている。2021年9月にデジタル庁が創設されたことは記憶に新しいが、以前より総務省、経済産業省、厚生労働省、などが医療、ヘルスケアの領域に着手している。

　そのような中2021年5月、日本薬剤師会は国民が安心して医療の恩恵を受けられる超高齢社会の実現のため、「日本薬剤師会の政策提言」として、7つ提言をしている。そのうちの1つに地域医療情報連携ネットワークの構築とそれを支える基盤の整備として、保健医療情報およびPHRの利活用によるより質の高い服薬管理の提供（概念図）（**図表4-10**）を示された。PHRは、近年広まりつつある言葉だ。これは、個々人が自身の医療に関わる情報や健康に関するデータを記録し、それを自身の手元で管理する仕組みなのだが、この概念が日ごろの医療機関業務の中に入ってくるとこれまでの対応は変わる。つま

図表4-10

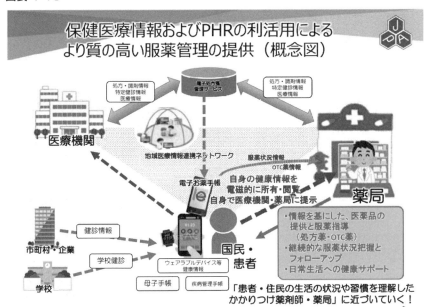

（出所：日本薬剤師会の政策提言より／公益社団法人日本薬剤師会／令和3年5月）

り、ワークフローが変わってしまう可能性が大きくなる。

　さらに、医療業界のみならず、医療機器、ヘルスケア産業の領域に及ぶため市場が大幅に拡大することになる。そうすると、新しい会社が誕生、拡大し、新たな雇用が創出される可能性がある。その他、時代の流れのキーワードとして予防医療、ビッグデータ、健康経営、などがある。さらには、マイナンバーカードの普及とともにオンライン資格確認、また、オンライン診療、オンライン服薬システムが普及しつつある。今後、薬剤師が活躍するフィールドも拡大することが期待される。

　一方で、兼ねてから言われていた対物業務は、ハイテクな機械や、新しいシステム、ロボットに移り変わる可能性がある。そうなると、その機械操作方法がわかり、管理できる人材や導入経験者が必要となってくる半面、単なる対物薬剤師の人員は削減される可能性は高い。

　平成で生まれ育った読者は、令和の薬剤師として新しい薬剤師を目指していただきたいと思う。旧態依然の薬剤師に収まらず、国民の健康をつかさどる薬剤師として、新しい技術やサービスや知識を備えて、健康をサポートできるNEW薬剤師を目指す。そのような社会的な課題解決の視座に立って考えると、自分が足りない能力やこれから必要とされる能力が何かに気づく。そうすると、それを補う努力をし、今よりももっともっと成長していけるはずだ。

（参考文献）

・三好貴之、森川寛将『医療・介護職の新しいキャリア・デザイン戦略』ロギカ出版　2019
・木村周『キャリアコンサルティング理論と実際』一般社団法人雇用問題研究所　2021
・北野唯我『転職の思考法』ダイヤモンド社　2019
・トム・ラス、ジム・ハーター『幸福の習慣』ディスカヴァー・トゥエンティワン　2011
・森永雄太『ウェルビーイング経営の考え方と進め方　健康経営の新展開』労働新聞社　2019
・山崎元『一生、同じ会社で働きますか？』文響社　2017
・山名登『令和時代薬剤師生き残りの処方箋』幻冬舎　2019
・水田かほる、山中晶子『改訂版 選ばれる調剤薬局の経営と労務管理』日本法令　2020
・全国国立病院薬剤部科長協議会監修『病院薬剤師のためのスキルアップ×キャリアアップガイド』じほう　2021
・西鶴智香『薬学生・薬剤師のためのキャリアデザインブック Ver.2』薬事日報社　2017
・藤田道男『ポストコロナ時代の薬局ニューノーマル』評言社　2021
・リンダ・グラットン『ワーク・シフト』プレジデント社　2012
・『令和3年版 少子化社会対策白書』厚生労働省　2021
・中原淳『経験学習の理論的系譜と研究動向』日本労働研究雑誌（No.639）　2013
・モチベーションマネジメント協会『公認モチベーション・マネジャー資格 BASIC TEXT』新曜社　2012
・藤原和博『100万人に1人の存在になる方法』ダイヤモンド社　2019
・金井壽宏『働くひとのためのキャリア・デザイン』PHP研究所　2002
・エドガー・H.シャイン『キャリア・アンカー』白桃書房　2003
・ピーター・F・ドラッガー『現代の経営』ダイヤモンド社　2006
・ウィリアム・ブリッジズ『トランジション』パンローリング　2014

（著者プロフィール）

流石 学（さすが まなぶ）
株式会社メデュアクト　代表取締役
株式会社四国水族館開発　代表取締役
関東学院大学経営学部、日本大学薬学部、山梨県立大学　非常勤講師
薬剤師、中小企業診断士、診療情報管理士

東京薬科大学大学院薬学研究科修士課程、慶應義塾大学大学院経営管理研究科修士課程
（MBA）修了。大手製薬メーカー、医療コンサルティング会社を経て、2013 年にフリーラン
スの経営コンサルタントとして独立。2014 年に法人化して現職。データ分析に基づく医療機
関の戦略・戦術立案、薬剤部門の業務改善等を得意とする。四国水族館（香川県）の運営会
社代表も兼任している。1978 年生まれ、山梨県富士河口湖町出身。

長谷川 周重（はせがわ ひろしげ）
株式会社ウィーク　ディレクター／WEEC 薬剤師の運営責任者

法政大学社会学部卒業後、株式会社エフアンドエム（現：東証スタンダード）へ入社。
上場企業、中小企業で個人・法人営業を経験後、スタートアップ企業にて有料職業紹介事業
を立ち上げる。その後、株式会社スヴェンソンに転職。新規事業の責任者及び特命業務を担
当し、子会社の設立・役員、美容室の経営、マネジメントに 8 年従事した後、ハンズオン型
の医療経営コンサルタント会社に転職し、病院・クリニックの経営を支援。
2020 年株式会社ウィークに参画。5 回の転職経験を活かし、若手薬剤師のキャリア支援に従
事している。1978 年生まれ、神奈川県横浜市出身。

薬剤師の
新しいキャリアデザイン戦略

"自分らしい人生を歩むために!" 33歳までに読む本

発行日　　2022 年 7 月 10 日

著　者　　流石　学・長谷川　周重

発行者　　橋詰　守

発行所　　株式会社 ロギカ書房
　　　　　〒101-0052
　　　　　東京都千代田区神田小川町 2 丁目 8 番地
　　　　　進盛ビル 303 号
　　　　　Tel 03 （5244）5143
　　　　　Fax 03 （5244）5144
　　　　　http://logicashobo.co.jp/

印刷・製本　亜細亜印刷株式会社

978-4-909090-76-8　C2047

医療・介護職の
新しいキャリア・デザイン戦略
～未来は、自分で切り拓く～

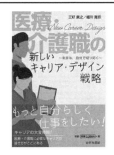

三好 貴之／細川 寛将・A5 版・204 頁・定価：2,420 円（税込）

リハビリセラピスト必読!!

看護師・理学療法士、臨床工学技士、作業療法士・・・あなたの将来は安泰なのか。本書は、医療・介護職がどのように将来のキャリアを描けばいいかを、著名なコンサルタントである自らの体験を基に書いた「キャリア・デザイン本」です。

【主要目次】
Case1　理学療法士@35 歳　男性
　　第 1 章　医療・介護業界のキャリアとこれからのキャリア・デザイン
Case2　看護師@28 歳　女性
　　第 2 章　キャリア・デザインの流れ　間違えないキャリアを歩むための基礎知識
Case3　作業療法士@28 歳　男性
　　第 3 章　キャリア・デザインのフレームワーク
Case4　臨床工学技士@30 歳　男性
　　第 4 章　キャリア戦略

医療・介護職の
新しいキャリア・デザイン戦略
副業編

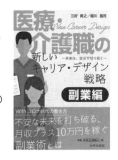

三好 貴之／細川 寛将・A5 判・176 頁・定価：2,420 円（税込）

月収プラス 10 万円を稼ぐ副業術とは。

【主要目次】
第 1 章　ウィズコロナ時代の「新しい働き方」／第 2 章　この分野で勝負しろ！　個人・企業・社会の変化から見えたネクストキャリア／第 3 章　「副業」をする前に知っておくべきこと／第 4 章　「副業」におけるキャリア資本を理解する／第 5 章　副業上手が実践している「人的資本を賢く活用する思考」／第 6 章　「副業」について理解を深める 3 つの肝／第 7 章　副業をキャリア全般に活かす「自分株式会社」の創り方／第 8 章　クライアントの事例からおススメする副業